歯の解剖 歯のデッサンと歯型彫刻

歯科技工学実習トレーニング

関西北陸地区歯科技工士学校連絡協議会　編

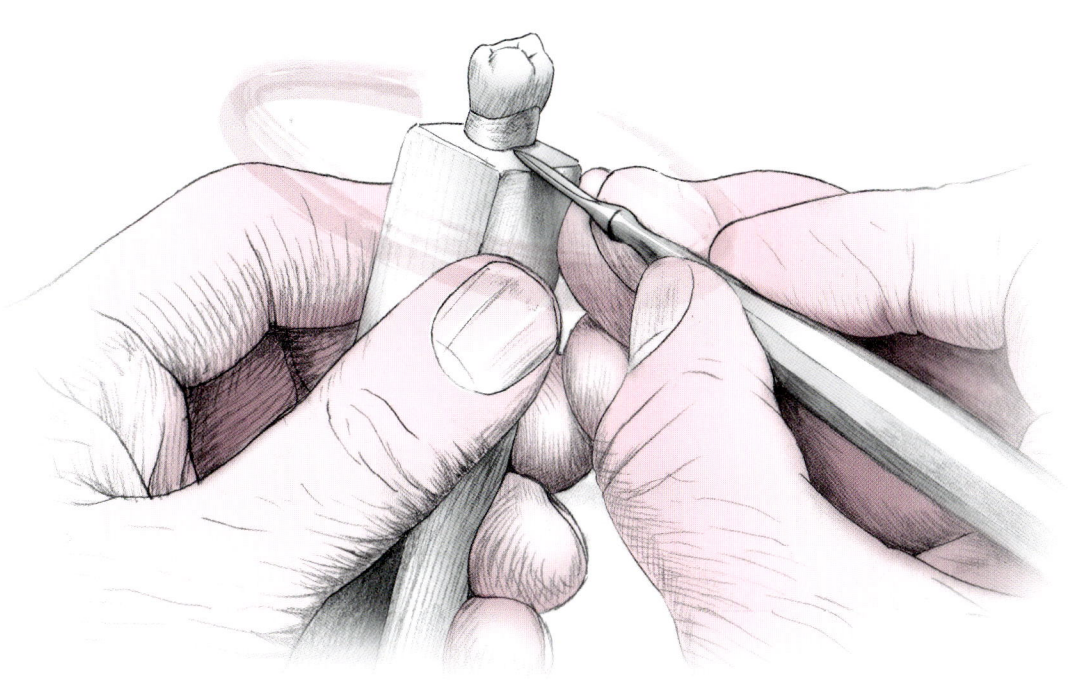

医歯薬出版株式会社

関西北陸地区歯科技工士学校連絡協議会

京都歯科医療技術専門学校
大阪大学歯学部附属歯科技工士学校
大阪歯科大学医療保健学部口腔工学科
新大阪歯科技工士専門学校
東洋医療専門学校
日本歯科学院専門学校
富山歯科総合学院

科目担当編集委員（2023年1月現在，五十音順）

杉田順弘（主担）
岩佐美穂
小長光　均
中塚美智子
松崎　舞
渡邊飛鳥

This book is originally published in Japanese under the title of :

HA-NO KAIBO HA-NO DESSAN-TO SHIKECHOKOKU SHIKAGIKOGAKU JISSHU TORENINGU
(Training of Dental Technology
—Dental Anatomy)

Editor:

KANSAI-HOKURIKUCHIKU SHIKAGIKOSHIGAKKO RENRAKU-KYOGIKAI

© 2011 1st ed.

ISHIYAKU PUBLISHERS, INC.
　7-10, Honkomagome 1 chome, Bunkyo-ku,
　Tokyo 113-8612, Japan

発刊の序

　1978年に関西地区歯科技工士学校連絡協議会で『歯科技工学実習帳　歯牙解剖・歯科理工学』を発刊して以来，「実習帳」は長きにわたり多くの養成機関・学生に活用されてきた．その間，二度の改訂を試みたが，二度目の1994年の改訂（第3版）では特に歯の形態について注力した．当時の歯科技工士教本に記載されていた各歯の特徴を表現できるよう，また，国家試験の対策として強調すべき特徴を考慮しながら，咬合面の溝1本においても編集委員，発行元の医歯薬出版株式会社の担当者，そしてトレーサーとの間で何度も検討を繰り返し，ようやく完成させていった．こうして描き上げた歯の形態は，デッサンや鑑別において国家試験をも視野に入れたスタンダードモデルになるものと考えている．

　今回，各養成機関や学生，読者の声にお応えして歯科理工学との分離をはかり，書名を『歯の解剖　歯のデッサンと歯型彫刻』（歯科技工学実習トレーニング）と一新して発刊することとなった．本書では，「温故知新」の言葉のとおり「歯のデッサンと鑑別」については従来のものを継承し，その他の部分については現在の教育内容との整合性やみやすさ，使いやすさを考慮して編集作業を進めた．

　歯科技工士教育の現場において，歯型彫刻は最も基礎的な教授内容であり，国家試験の実技対策も加えるとカリキュラムにおいて多くの時間が費やされている．各養成機関では独自の形態や方法により教授が行われていると思うが，学生が天然歯の形態をマスターする前段階として，また，国家試験を見据えても，基本的形態であるスタンダードモデルをトレーニングして身につけることは不可欠であると考えられる．各歯種における形態の特徴や鑑別を習得するために，本書が大いに活用されることを望む．

平成23年3月

関西北陸地区歯科技工士学校連絡協議会
科目担当編集委員　杉田　順弘（主担）
　　　　　　　　　小長光　均，下郡　俊映
　　　　　　　　　秦野　博司，渡邉　飛鳥

歯の解剖 歯のデッサンと歯型彫刻
歯科技工学実習トレーニング

CONTENTS

I 歯の計測

歯軸（長軸）の設定……2

長径（歯の全長）の計測……2

歯冠長（歯冠の長さ）の計測……3

歯根長（歯根の長さ）の計測……3

歯冠近遠心径（歯冠の幅）の計測……4

歯冠唇舌径，頬舌径（歯冠の厚さ）の計測……4

歯頸部の計測……5

歯頸線彎曲高さの計測……5

II 歯の解剖学名

上顎前歯における名称……7

上顎臼歯咬合面観における名称……8

下顎臼歯咬合面観における名称……9

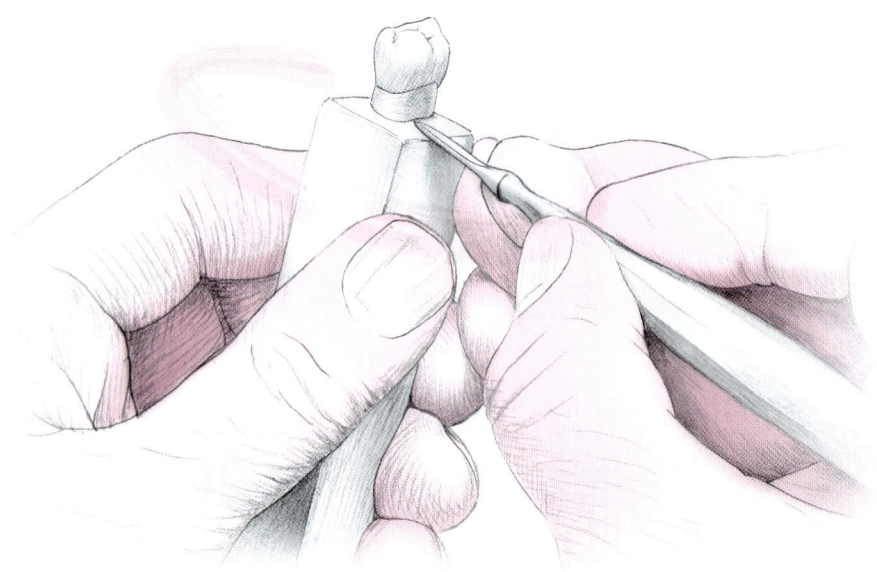

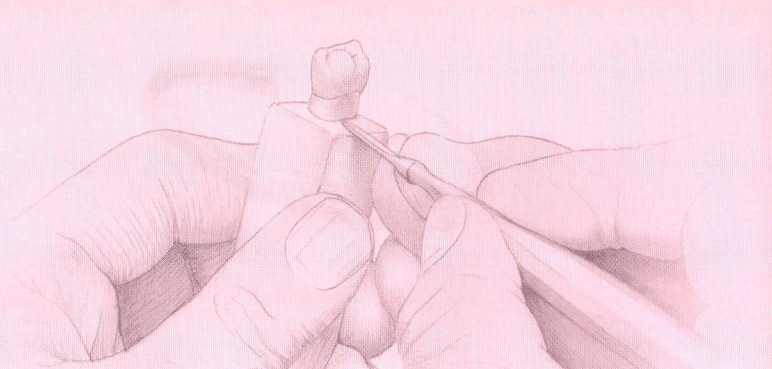

Ⅲ 歯のデッサンと鑑別

歯のデッサン……………………………………12
　上顎中切歯（ 1̲ ）……18
　上顎側切歯（ 2̲ ）……20
　上顎犬歯（ 3̲ ）……22
　上顎第一小臼歯（ 4̲ ）……24
　上顎第二小臼歯（ 5̲ ）……26
　上顎第一大臼歯（ 6̲ ）……28
　上顎第二大臼歯（ 7̲ ）……30
　下顎中切歯（ 1̲ ）……32
　下顎側切歯（ 2̲ ）……34
　下顎犬歯（ 3̲ ）……36
　下顎第一小臼歯（ 4̲ ）……38
　下顎第二小臼歯（ 5̲ ）……40
　下顎第一大臼歯（ 6̲ ）……42
　下顎第二大臼歯（ 7̲ ）……44

Ⅳ 歯型彫刻

a 石膏の歯型彫刻……………………47
❶ 石膏ブロックの製作……48
❷ 歯型彫刻……50
　上顎中切歯（ 1̲ ）……56
　上顎側切歯（ 2̲ ）……57
　上顎犬歯（ 3̲ ）……58
　上顎第一小臼歯（ 4̲ ）……59
　上顎第二小臼歯（ 5̲ ）……60
　上顎第一大臼歯（ 6̲ ）……61
　上顎第二大臼歯（ 7̲ ）……62
　下顎中切歯（ 1̲ ）……63
　下顎側切歯（ 2̲ ）……64
　下顎犬歯（ 3̲ ）……65
　下顎第一小臼歯（ 4̲ ）……66
　下顎第二小臼歯（ 5̲ ）……67
　下顎第一大臼歯（ 6̲ ）……68
　下顎第二大臼歯（ 7̲ ）……69

b ワックスの歯型彫刻……………………71

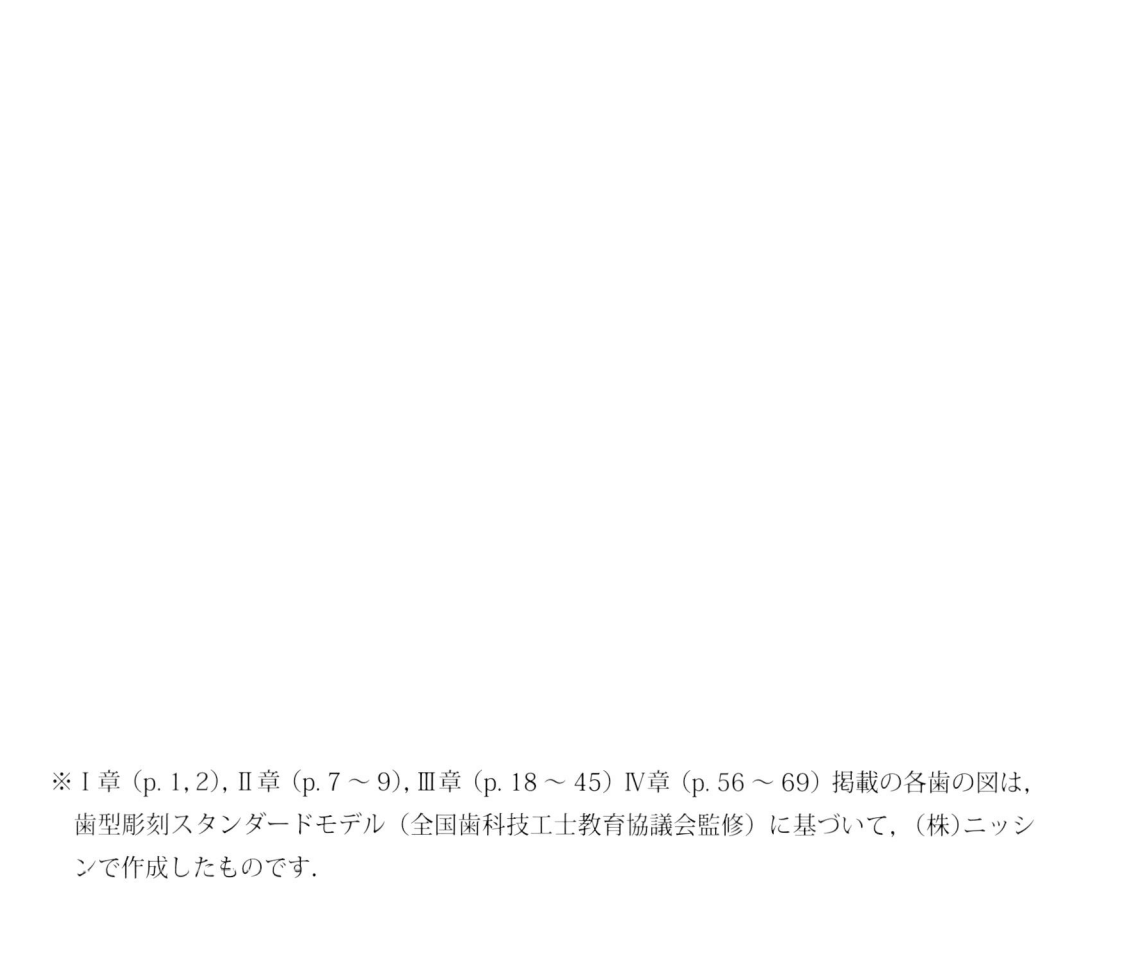

※Ⅰ章（p. 1, 2），Ⅱ章（p. 7〜9），Ⅲ章（p. 18〜45）Ⅳ章（p. 56〜69）掲載の各歯の図は，歯型彫刻スタンダードモデル（全国歯科技工士教育協議会監修）に基づいて，（株）ニッシンで作成したものです．

I 歯の計測

〔実習の概要〕

　歯の計測は厳密には難しいもので，同じ歯を異なった人が計測したとき，また同一人であっても違う日に計測したとき，同じ値が得られることはまれである．それは，歯の計測の基準となる軸の設定が不明瞭なことと，歯の形が小さいため細かい数値まで出す必要があるためである．
　ここでは，歯の各部分を計測し，歯の大きさと比率関係を認識することにより，歯の形態を立体的に把握する基礎能力を養うことを目的とする．

●使用材料
（1）抜去天然歯または歯の模型

●使用器具
（1）ノギス※　　　　　　　　　　　　　　（2）鉛筆
※一般の工具用のもので十分であるが，歯の計測用に製作されたものもある．

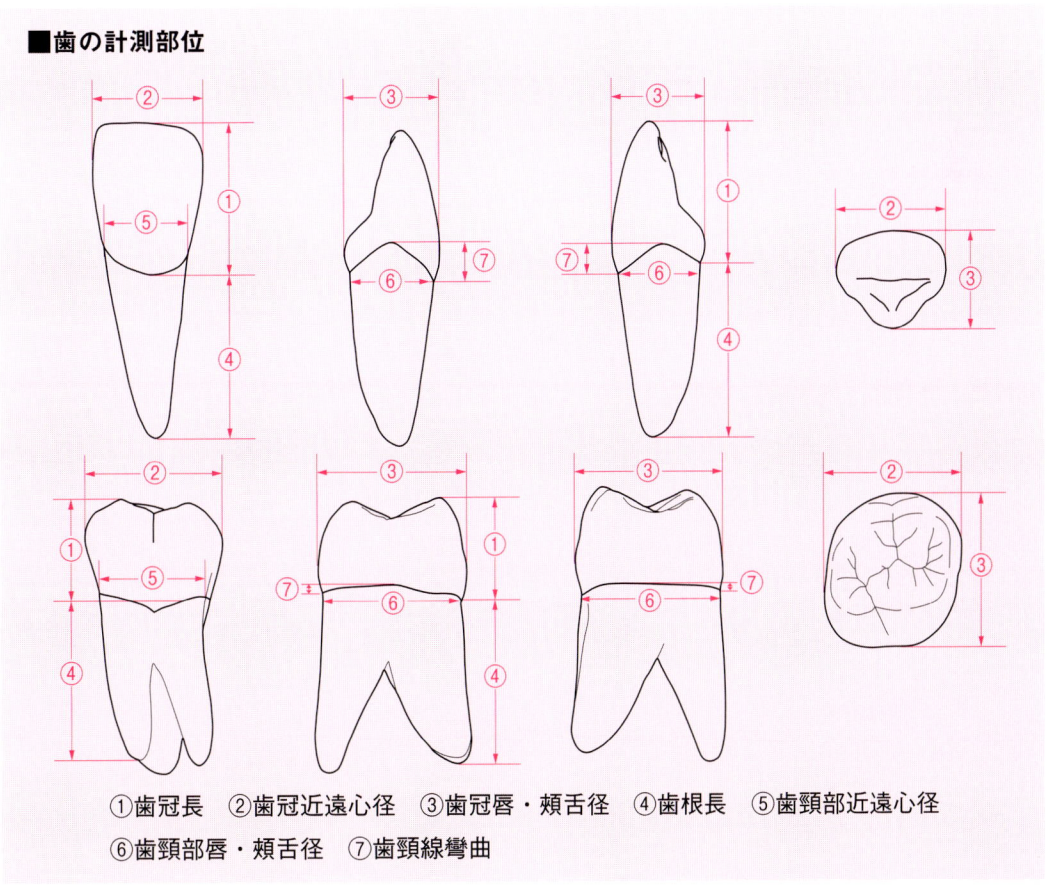

■歯の計測部位

①歯冠長　②歯冠近遠心径　③歯冠唇・頰舌径　④歯根長　⑤歯頸部近遠心径
⑥歯頸部唇・頰舌径　⑦歯頸線彎曲

I 歯の計測

歯軸（長軸）の設定

歯の長さを計測するにあたり，まず歯軸（長軸）を設定する必要がある．

＜前歯，小臼歯（単根歯）の場合＞

根尖あるいは根尖側1/3ぐらいの部分が彎曲を示す場合もあるが，それは無視して唇・頬側面および隣接面からみたときに歯を二等分する線を仮想し，歯軸とする．

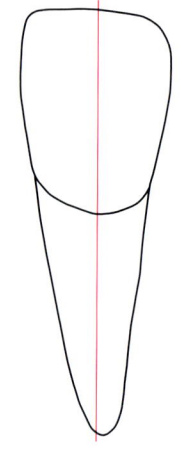

Check Point！

上顎第一小臼歯は複根のことが多い．

前歯，小臼歯の歯軸は，長径と一致する．

＜大臼歯（複根歯）の場合＞

① 歯を頬側面からみて，頬側で分岐する近・遠心根の二等分線を仮想し，それを歯根軸とする．
② 歯頸線を水平に保ち，歯冠を二等分するような線を歯頸線に垂直にたてたものを歯冠軸とする．
③ ①，②とは別に，歯頸部において近心半と遠心半とに二等分するような線を仮想し，さらに隣接面からみて頬側半と舌側半とに二等分して軸面を決め，両者の交わる仮想線を歯軸とする．

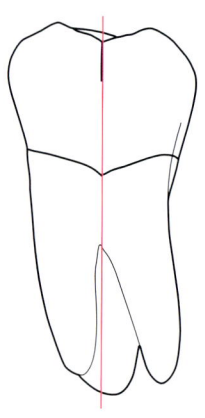

歯根軸と歯冠軸とは一致しないことが多い．

長径（歯の全長）の計測

＜前歯，小臼歯（単根歯）の場合＞

切縁または頬側咬頭頂から根尖までの距離を計測する．計測の基準は歯軸におく．

＜大臼歯（複根歯）の場合＞

近心頬側咬頭頂から近心頬側根根尖（上顎）または近心根根尖（下顎）までの距離を計測する．

最大長を長径とすることもある．

大臼歯の歯軸は，長径と一致しない．

歯冠の長さと歯根の長さを別々に測ったものを加算して長径とすることもあるので，歯の計測には計測方法を明記する必要がある．

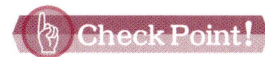

歯冠長（歯冠の長さ）の計測

切縁または頬側咬頭頂から唇・頬側歯頸線の最大彎曲部（歯根側に向かった最凸点）までの距離を計測する．

大臼歯では，近心頬側咬頭頂から頬側歯頸線に達するまで歯軸に平行な直線を引いたときの距離，または頬側面における歯頸線への垂直線を歯冠長とすることもある．

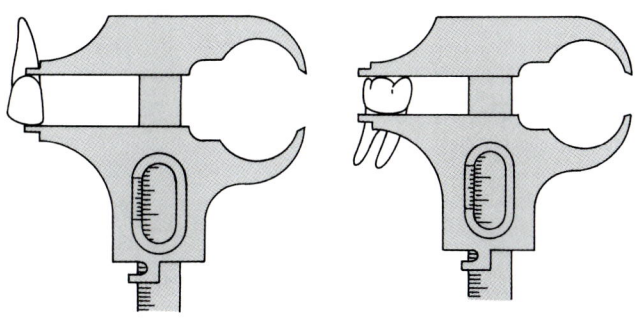

歯根長（歯根の長さ）の計測

歯冠長を計測したときにおいた歯頸線上の計測点から根尖まで歯軸に平行な線を引いたときの距離を計測する．大臼歯では，近心頬側根根尖（上顎）または近心根根尖（下顎）までの距離となる．

大臼歯で，その他の歯根のほうが長いときは，その最大長を歯根長とすることもある．

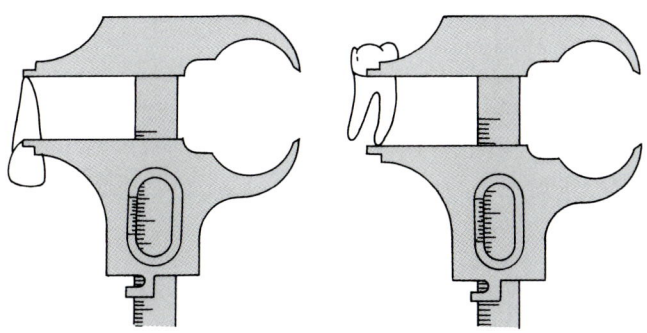

I 歯の計測

歯冠近遠心径（歯冠の幅）の計測

　歯冠の両隣接面間の最大距離を計測する．上顎大臼歯のように平行四辺形，菱形がおしつぶされたような形態をとる場合には，両隣接面の最大豊隆部間の距離を計測する．

　歯冠唇舌径，頰舌径を決めることが比較的容易な場合には，まず唇舌径，頰舌径を計測してその線に垂直な線を仮想し，その場合の最大径を歯冠近遠心径とすることもある．

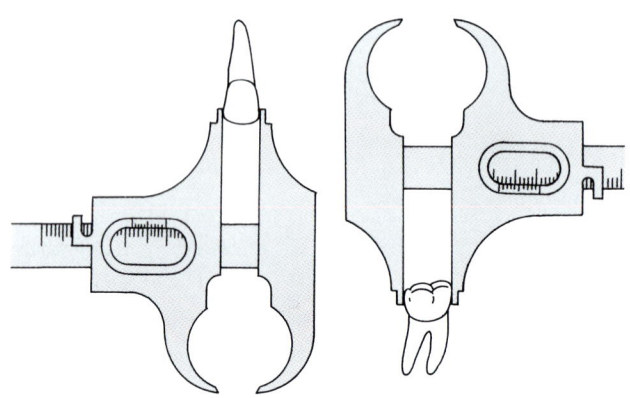

歯冠唇舌径，頰舌径（歯冠の厚さ）の計測

　前歯，小臼歯の歯冠の厚さの計測は容易である．大臼歯は歯冠のねじれがあるので，最大豊隆部間の距離を計測する場合や，頰舌軸に対してそれぞれ最大豊隆部から垂線をおろしたときの距離を計測することもある．

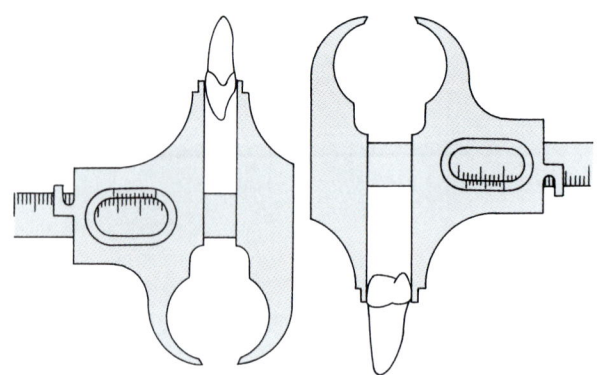

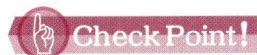

歯頸部の計測

　歯頸部はくびれているため各面の最大豊隆部を避けて計測する．歯頸線の歯冠側に向かった最凸点は舌側寄りにあるため，歯頸部における近遠心径は舌側から確認する必要がある．

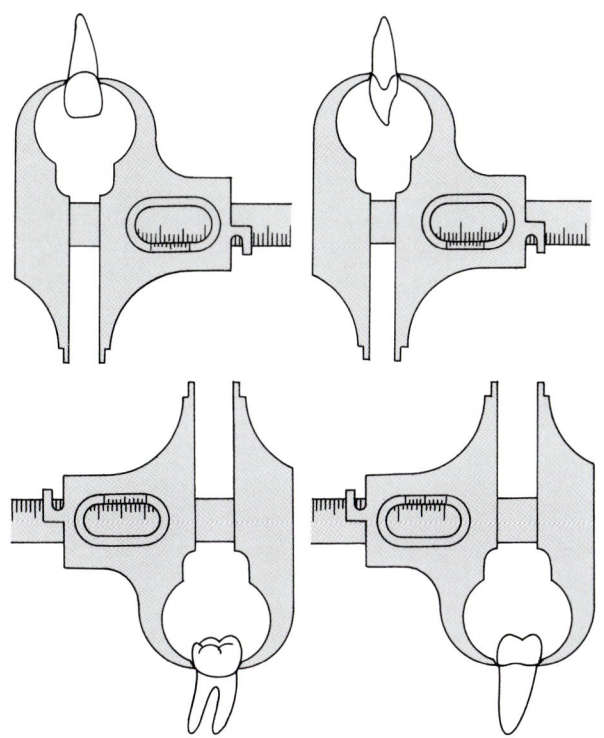

歯頸線彎曲高さの計測

　歯頸線の彎曲により，唇・頰側面，舌側面と隣接面では歯頸線に高低差ができる．歯冠の唇・頰側面からみると，隣接面歯頸線の歯冠側に向かった最凸点は歯冠豊隆の影になっていたり，隣接面の凹みにより確認できないことが多いため，隣接面を正面にしてその上にノギスを重ね，歯頸線の彎曲による高さの差を計測する．

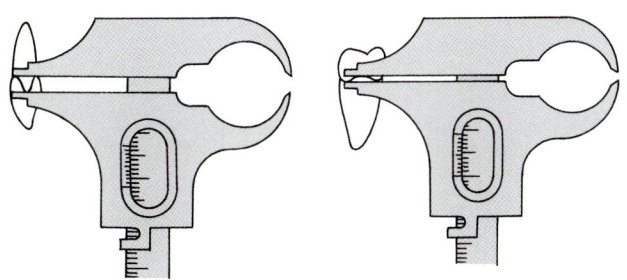

I 歯の計測

歯の計測値 (mm)

名称	部位	歯冠 長さ	歯冠 幅	歯冠 厚さ	歯根の長さ	歯頸部 幅	歯頸部 厚さ	歯頸線彎曲 近心面	歯頸線彎曲 遠心面
上顎	中切歯	11.7	8.6	7.2	12.1				
	側切歯	9.6	6.9	6.1	12.2				
	犬歯	10.9	7.9	8.3	14.5				
	第一小臼歯	8.4	7.3	9.4	12.2				
	第二小臼歯	7.6	6.9	9.3	13.1				
	第一大臼歯	7.2	10.6	11.8	12.0				
	第二大臼歯	7.0	9.6	11.6	11.5				
下顎	中切歯	9.1	5.4	5.7	10.8				
	側切歯	9.2	6.1	6.2	12.0				
	犬歯	10.3	6.7	7.6	13.6				
	第一小臼歯	8.4	7.1	7.7	12.5				
	第二小臼歯	7.7	7.4	8.3	13.0				
	第一大臼歯	7.9	11.4	10.8	11.9				
	第二大臼歯	7.2	11.6	10.9	11.0				

(藤田計測値)

名称	部位	歯冠 長さ	歯冠 幅	歯冠 厚さ	歯根の長さ	歯頸部 幅	歯頸部 厚さ	歯頸線彎曲 近心面	歯頸線彎曲 遠心面
上顎	中切歯	10.5	8.5	7.0	13.0	7.0	6.0	3.5	2.5
	側切歯	9.0	6.5	6.0	13.0	5.0	5.0	3.0	2.0
	犬歯	10.0	7.5	8.0	17.0	5.5	7.0	2.5	1.5
	第一小臼歯	8.5	7.0	9.0	14.0	5.0	8.0	1.0	
	第二小臼歯	8.5	7.0	9.0	14.0	5.0	8.0	1.0	
	第一大臼歯	7.0	10.0	11.0	13.0	8.0	10.0	1.0	
	第二大臼歯	6.5	9.0	11.0	12.0	7.0	10.0	1.0	
下顎	中切歯	9.0	5.0	6.0	12.5	3.5	5.3	3.0	2.0
	側切歯	9.5	5.5	6.5	14.0	4.0	5.8	3.0	2.0
	犬歯	11.0	7.0	7.5	16.0	5.5	7.0	2.5	1.0
	第一小臼歯	8.5	7.0	7.5	14.0	5.0	6.5	1.0	
	第二小臼歯	8.0	7.0	8.0	14.5	5.0	7.0	1.0	
	第一大臼歯	7.5	11.0	10.5	14.0	9.0	9.0	1.0	
	第二大臼歯	7.0	10.5	10.0	13.0	8.0	9.0	1.0	

(Wheeler 計測値)

Ⅱ 歯の解剖学名

上顎前歯における名称

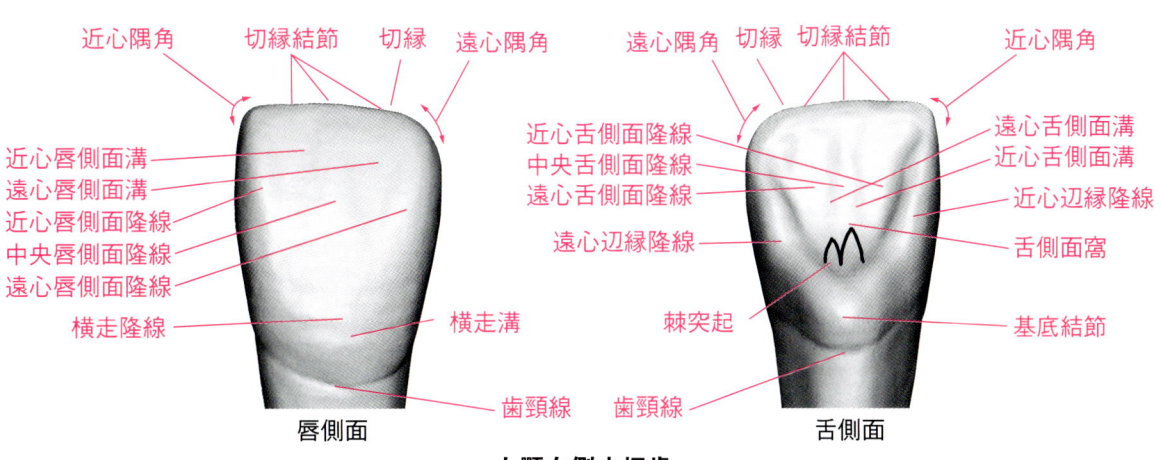
上顎右側中切歯

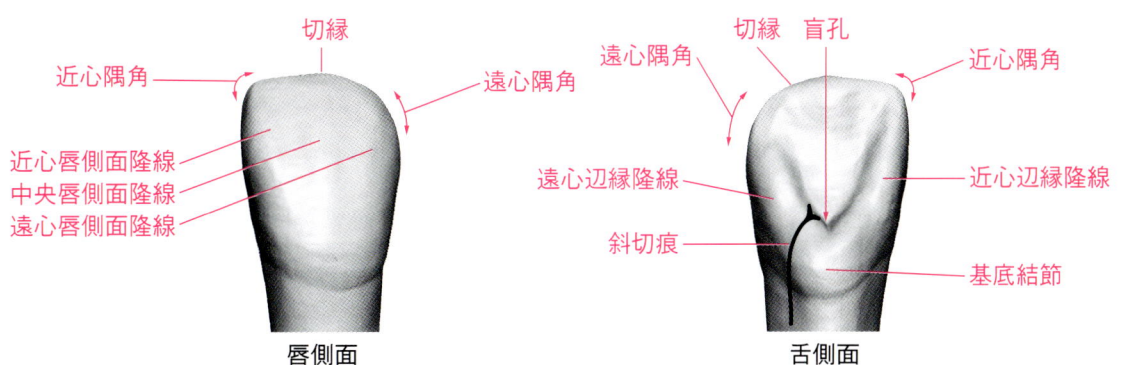
上顎右側側切歯

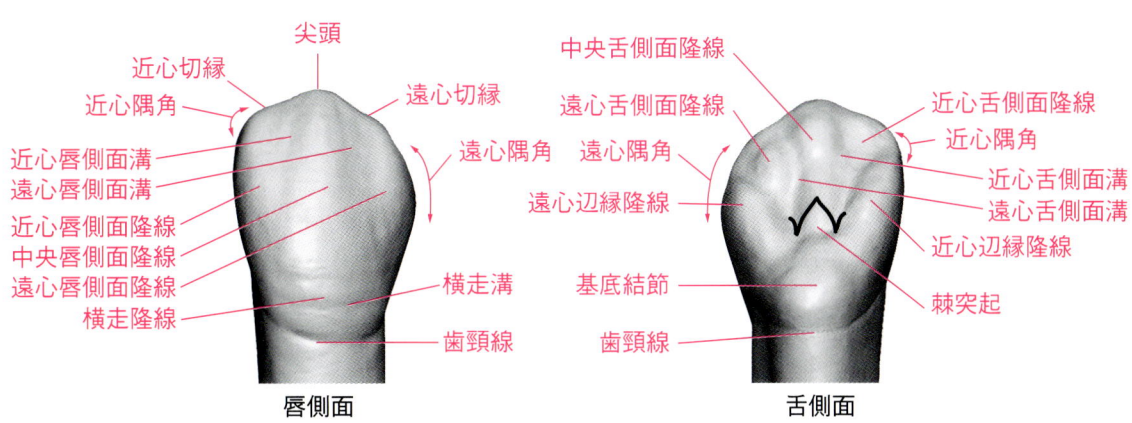
上顎右側犬歯

II 歯の解剖学名

上顎臼歯咬合面観における名称

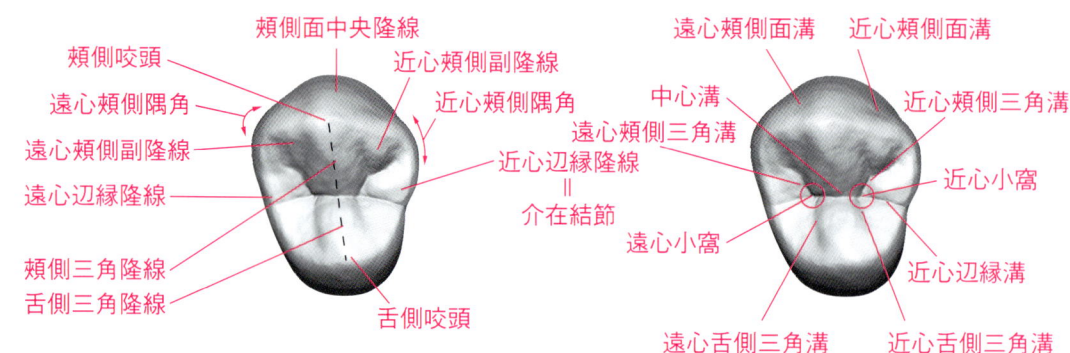

上顎右側第一小臼歯

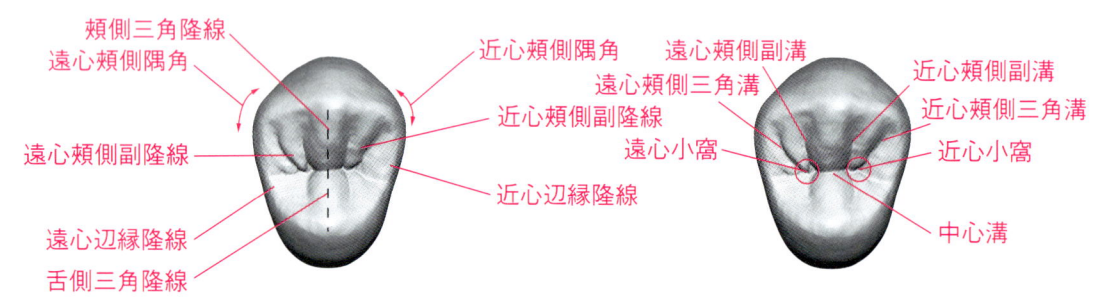

上顎右側第二小臼歯

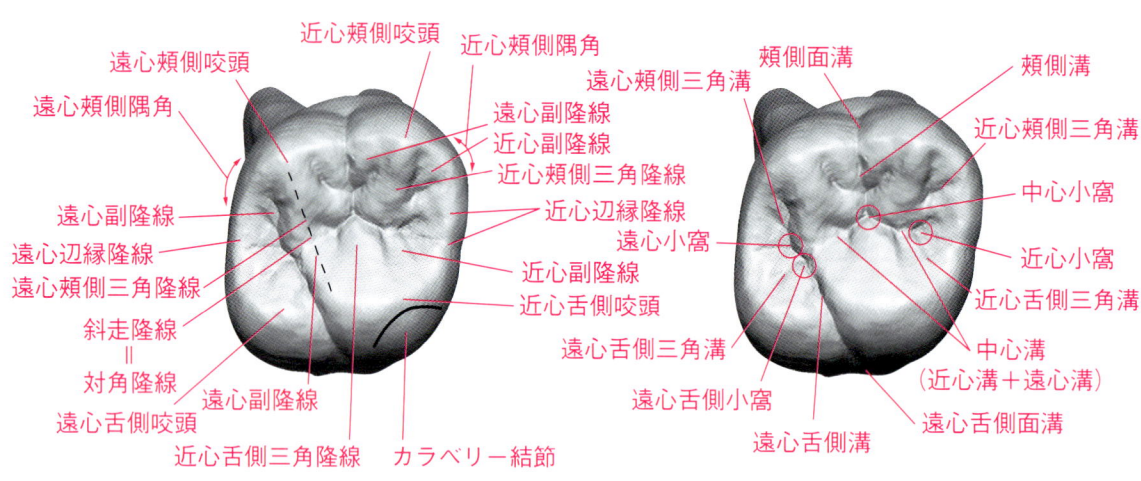

上顎右側第一大臼歯

下顎臼歯咬合面観における名称

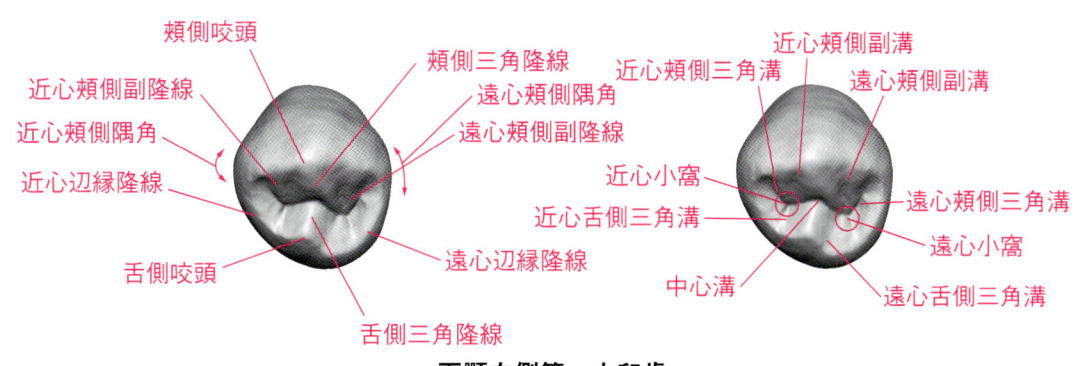

下顎右側第一小臼歯

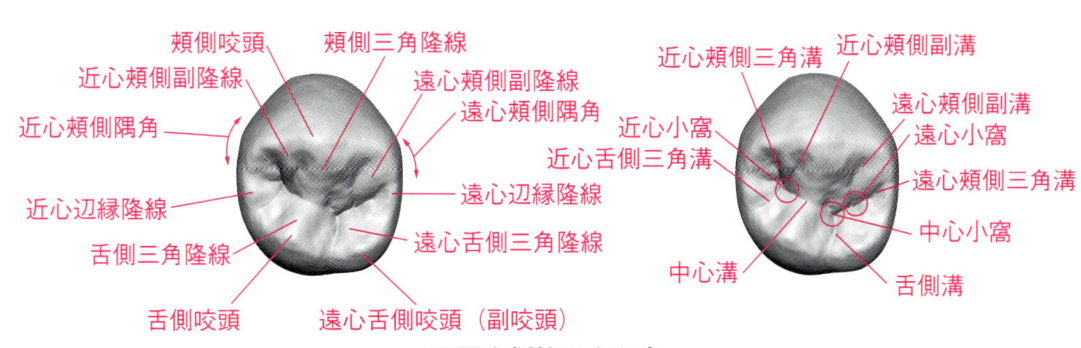

下顎右側第二小臼歯

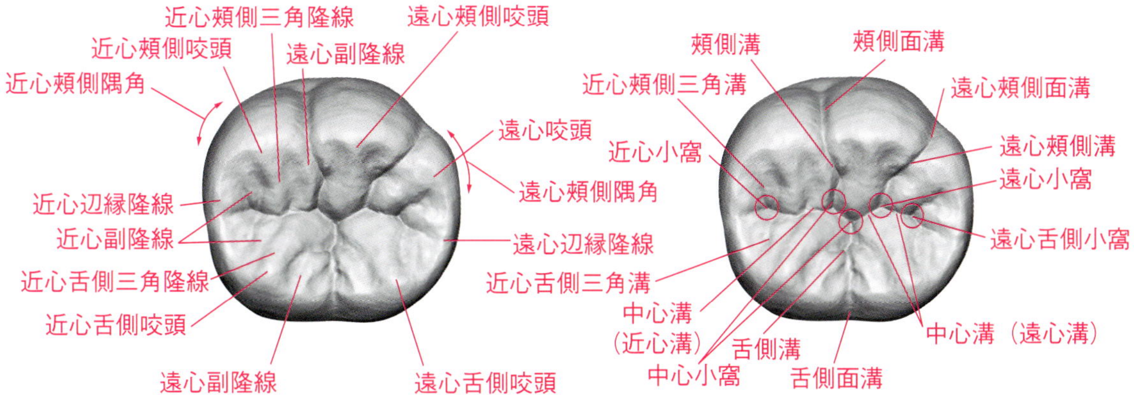

下顎右側第一大臼歯

Ⅲ 歯のデッサンと鑑別

〔実習の概要〕

　歯のデッサンの目的は，歯の形を正しく理解し，表現することにある．対象歯の唇・頬側面，舌側面，近・遠心面，切縁・咬合面の特徴を正確にとらえ，立体的に描くことで，各歯の形態を把握する．

●使用材料
（1）抜去天然歯または歯の模型

●使用器具
（1）用紙（画用紙，ケント紙，方眼用紙※）　　　（2）鉛筆
※方眼用紙は計測値に合わせて外形や輪郭をとりやすく，各面の外形などを比較できる．

Ⅲ 歯のデッサンと鑑別

歯のデッサン

ここでは，上顎右側中切歯唇側面，上顎右側第一小臼歯咬合面を例にとって解説する．

1 全体の大きさをとる

デッサンを行おうとする対象歯の大きさを最も大きい距離を基準に決定する．

上顎右側中切歯唇側面では，切縁から根尖までの全長と，近心最大豊隆部から遠心最大豊隆部までの幅を決定する．天然歯の計測値があれば倍率にあわせた長方形の枠を書く．

上顎右側第一小臼歯咬合面では，近遠心径と頬舌径の長方形の枠を書く．

2 外形のなかで各部基準点をとる

全体の外形のなかで各部基準点を決定し比率をはかる．たとえば，上顎右側中切歯唇側面では遠心最大豊隆部は歯冠の切縁側1/3の位置にあることなどを見極める．基準点の位置を対象歯の特徴（近・遠心最大豊隆部の高さの違いなど）に照らし合わせることも重要である．

＜上顎右側中切歯唇側面の基準点＞

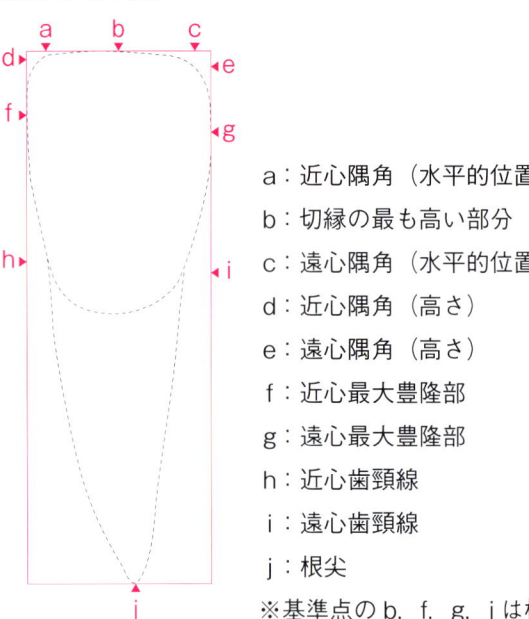

a：近心隅角（水平的位置）
b：切縁の最も高い部分
c：遠心隅角（水平的位置）
d：近心隅角（高さ）
e：遠心隅角（高さ）
f：近心最大豊隆部
g：遠心最大豊隆部
h：近心歯頸線
i：遠心歯頸線
j：根尖

※基準点のb，f，g，jは枠に接触する．

＜上顎右側第一小臼歯咬合面の基準点＞

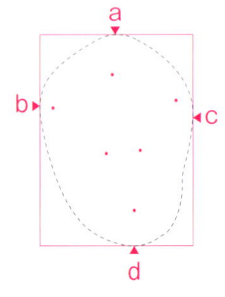

a：頬側最大豊隆部
b：遠心最大豊隆部
c：近心最大豊隆部
d：舌側最大豊隆部

※頬側最大豊隆部と舌側最大豊隆部の近遠心的な位置関係と，近心最大豊隆部と遠心最大豊隆部の頬舌的な位置関係が重要である．基準点はほかに咬頭頂，近心小窩，遠心小窩，隅角などが挙げられる（図中の点）．

❸ 外形を描く

基準点を通ることで正確な外形を得ることができるが，直線で結ぶのではなく質感をもたせた曲線で描く．

上顎右側中切歯唇側面は，枠との接点をみつけて最大の外形を描く．

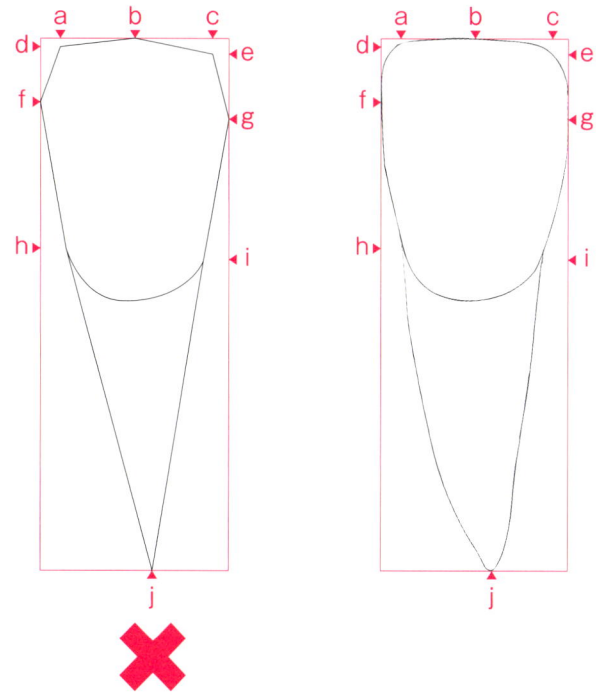

上顎右側第一小臼歯咬合面では，長方形の枠からはみ出すことも隙間があくこともないように外形を描く．各面の最大豊隆部が枠に接していなければいけない．

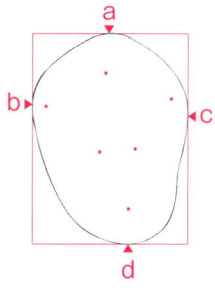

Ⅲ 歯のデッサンと鑑別

❹ 陰影をつける

一本の鉛筆により，線の濃淡は筆圧の強弱，太さは鉛筆の使い方で描き分ける．

① デッサンを行おうとする対象歯（天然歯，模型）に光を当てる．光が直接当たっているところや高いところは白く見え，影の部分や凹のところは黒色から灰色に見える（光源が人工光の場合，石膏などは実際よりも陰影がきつくなることを考慮して描く）．

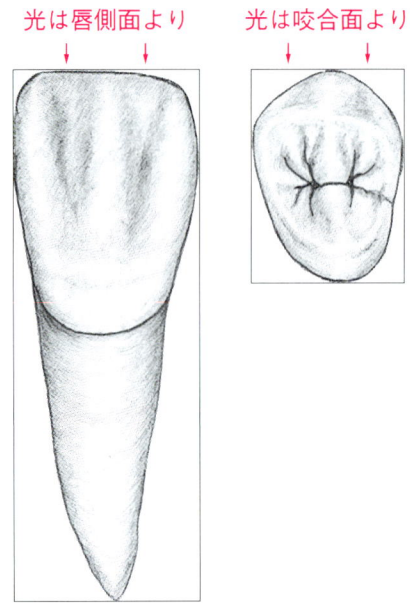

光は唇側面より　　光は咬合面より

② 歯の豊隆している部分（隆線など）を残して全体を薄く同じ調子で塗る（個人差はあるが，力を入れないように鉛筆を寝かせて塗る）．

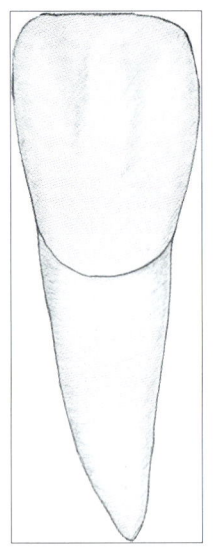 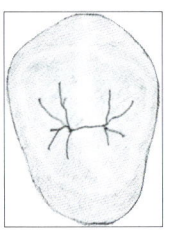

③ 影になっている部分などを数度濃く塗り重ねる．塗り重ねるときは前の線と直交するようにする．このとき，溝なども軽くなぞるように描くとよい（歯の起伏に合わせて若干筆勢を加えてやると，より質感が出る）．この段階で，白，灰，黒の3色に色分けされている．

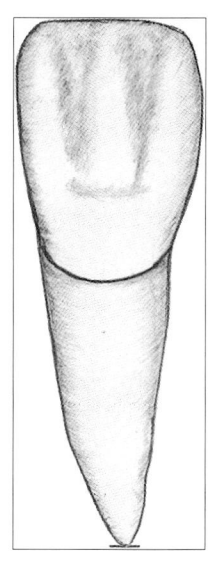
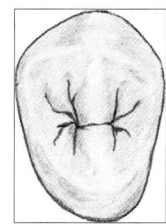

④ 歯の特徴に合わせて，中間色で細部を塗り，完成に向かう（濃淡によってより立体感を出す）．

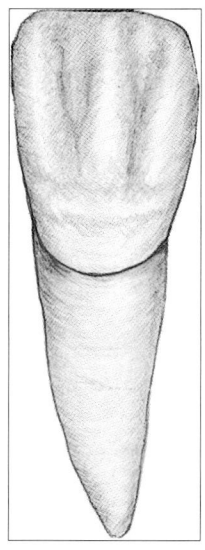
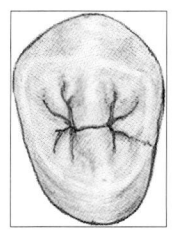

Ⅲ 歯のデッサンと鑑別

⑤ 筆勢を弱め，消しゴムなどで若干ぼかしたり，強く反射するところは消す．この段階でよく観察して修正し完成させる．

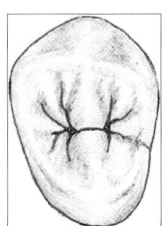
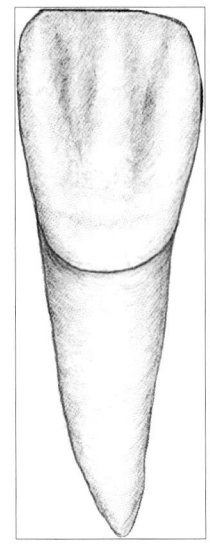

各歯の寸法 (mm)

上顎		藤田計測値	×2 (2倍大)	×3 (3倍大)
中切歯	歯冠の長さ	11.7	23.4	35.1
	歯冠の幅	8.6	17.2	25.8
	歯冠の厚さ	7.2	14.4	21.6
	歯根の長さ	12.1	24.2	36.3
	歯の全長	23.8	47.6	71.4
側切歯	歯冠の長さ	9.6	19.2	28.8
	歯冠の幅	6.9	13.8	20.7
	歯冠の厚さ	6.1	12.2	18.3
	歯根の長さ	12.2	24.4	36.6
	歯の全長	21.8	43.6	65.4
犬歯	歯冠の長さ	10.9	21.8	32.7
	歯冠の幅	7.9	15.8	23.7
	歯冠の厚さ	8.3	16.6	24.9
	歯根の長さ	14.5	29.0	43.5
	歯の全長	25.4	50.8	76.2
第一小臼歯	歯冠の長さ	8.4	16.8	25.2
	歯冠の幅	7.3	14.6	21.9
	歯冠の厚さ	9.4	18.8	28.2
	歯根の長さ	12.2	24.4	36.6
	歯の全長	20.5	41.0	61.5
第二小臼歯	歯冠の長さ	7.6	15.2	22.8
	歯冠の幅	6.9	13.8	20.7
	歯冠の厚さ	9.3	18.6	27.9
	歯根の長さ	13.1	26.2	39.3
	歯の全長	20.7	41.4	62.1
第一大臼歯	歯冠の長さ	7.2	14.4	21.6
	歯冠の幅	10.6	21.2	31.8
	歯冠の厚さ	11.8	23.6	35.4
	歯根の長さ	12.0	24.0	36.0
	歯の全長	19.2	38.4	57.6
第二大臼歯	歯冠の長さ	7.0	14.0	21.0
	歯冠の幅	9.6	19.2	28.8
	歯冠の厚さ	11.6	23.2	34.8
	歯根の長さ	11.5	23.0	34.5
	歯の全長	18.5	37.0	55.5

下顎		藤田計測値	×2 (2倍大)	×3 (3倍大)
中切歯	歯冠の長さ	9.1	18.2	27.3
	歯冠の幅	5.4	10.8	16.2
	歯冠の厚さ	5.7	11.4	17.1
	歯根の長さ	10.8	21.6	32.4
	歯の全長	19.9	39.8	59.7
側切歯	歯冠の長さ	9.2	18.4	27.6
	歯冠の幅	6.1	12.2	18.3
	歯冠の厚さ	6.2	12.4	18.6
	歯根の長さ	12.0	24.0	36.0
	歯の全長	21.2	42.4	63.6
犬歯	歯冠の長さ	10.3	20.6	30.9
	歯冠の幅	6.7	13.4	20.1
	歯冠の厚さ	7.6	15.2	22.8
	歯根の長さ	13.6	27.2	40.8
	歯の全長	23.8	47.6	71.4
第一小臼歯	歯冠の長さ	8.4	16.8	25.2
	歯冠の幅	7.1	14.2	21.3
	歯冠の厚さ	7.7	15.4	23.1
	歯根の長さ	12.5	25.0	37.5
	歯の全長	20.8	41.6	62.4
第二小臼歯	歯冠の長さ	7.7	15.4	23.1
	歯冠の幅	7.4	14.8	22.2
	歯冠の厚さ	8.3	16.6	24.9
	歯根の長さ	13.0	26.0	39.0
	歯の全長	20.7	41.4	62.1
第一大臼歯	歯冠の長さ	7.9	15.8	23.7
	歯冠の幅	11.4	22.8	34.2
	歯冠の厚さ	10.8	21.6	32.4
	歯根の長さ	11.9	23.8	35.7
	歯の全長	18.8	37.6	56.4
第二大臼歯	歯冠の長さ	7.2	14.4	21.6
	歯冠の幅	11.6	23.2	34.8
	歯冠の厚さ	10.9	21.8	32.7
	歯根の長さ	11.0	22.0	33.0
	歯の全長	18.2	36.4	54.6

　本書の3倍大のデッサンは，この藤田計測値に基づいて描いているが，藤田計測値の歯冠長＋歯根長が歯の全長に一致していない歯については，その歯の全長を歯冠長と歯根長の合計数値に延長しているので留意していただきたい．

III 歯のデッサンと鑑別

上顎中切歯（1|）

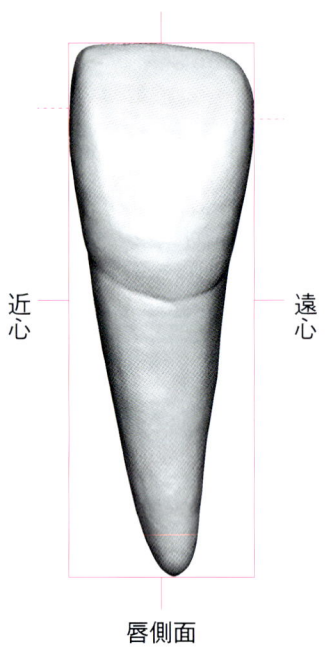

唇側面

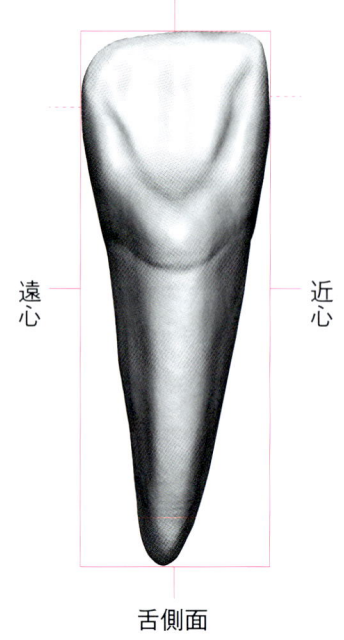

舌側面

唇側面観
- 外形はU字形．
- 切縁は水平か，やや遠心が低い．
- 近心縁は直線的，遠心縁は曲線的．
- 近心隅角は遠心隅角に比べ鋭角．
- ほぼ垂直方向に走る3つの唇側面隆線と，2つの唇側面溝がある．
- 歯頸線は歯根側に向かい凸彎．
- 歯頸近くに2～3条の横走隆線と，その間に横走溝がみられる．
- 遠心面の最大豊隆部（接触点）は近心面よりも歯頸側寄りに位置．

舌側面観
- 外形は三角形．
- 辺縁隆線は，近心は幅が狭く直線的で，遠心は広く曲線的．
- 辺縁隆線は歯頸部付近で隆起し，基底結節をつくる．
- 基底結節の頂点は，やや遠心寄りに位置．
- 基底結節から1～3本の棘突起が出ることがある．
- 辺縁隆線と基底結節に囲まれた舌側面窩がよく発達し，シャベル型を形成．

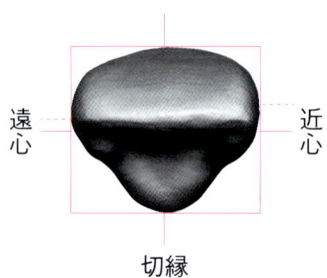

切縁

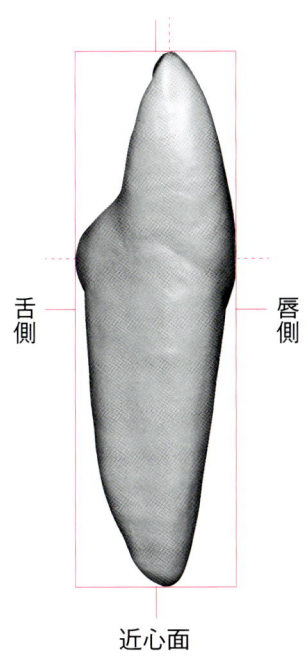

近心面

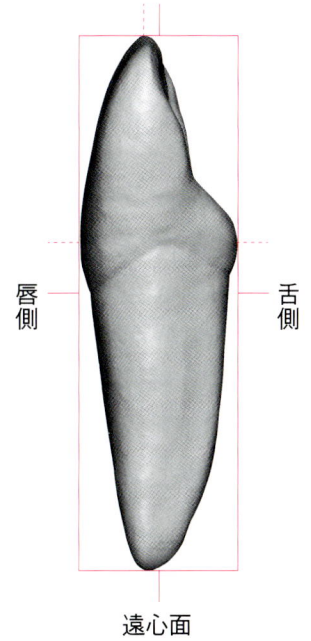

遠心面

隣接面観

・外形は三角形.

・唇側縁は凸彎,舌側縁は凹彎.

・近心面のほうが遠心面より大きい.

・近心面は平坦で,遠心面はやや豊隆する傾向.

・歯頸線の彎曲度は,近心面のほうが強い.

切縁観

・唇側面の豊隆は,近心がやや強い.

・近心唇側隅角の彎曲度が遠心唇側隅角より強い.

・切縁の遠心端は近心端よりも舌側寄りに位置.

・基底結節は,やや遠心寄りに位置.

III 歯のデッサンと鑑別

上顎側切歯（2⏌）

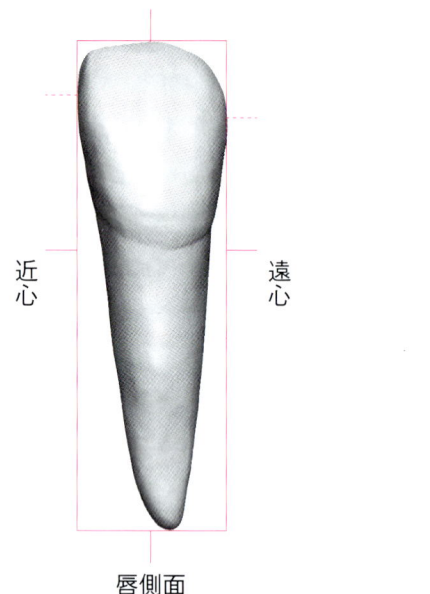

唇側面

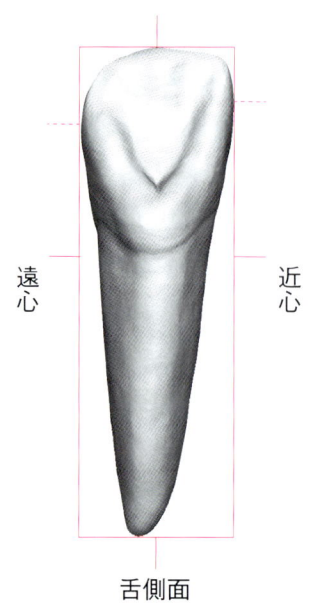

舌側面

唇側面観
- 外形はU字形で中切歯に類似しているが，全体としてやや小さい．
- 近遠心径の歯頸部での狭窄が強い．
- 切縁はほぼ中央部から遠心にかけて歯頸側寄りに傾斜．
- 近心縁は直線的，遠心縁は曲線的．
- 遠心隅角は近心隅角より鈍角で，隅角徴が中切歯よりも強い．
- 切縁の形状は変化にとみ，切縁中央部が尖頭状に突出する（側切歯の犬歯化）．
- 歯頸線の彎曲度は中切歯よりも強い．

舌側面観
- 外形は不等辺三角形．
- 辺縁隆線は近心は直線的で，遠心は曲線的．
- 辺縁隆線は丸みを帯び，肥厚している．
- 舌側面窩の範囲が小さい（舌側面の陥凹部は歯頸側に向かって次第に狭まりV字状の形をつくる）．
- 基底結節が発達し，盲孔，斜切痕がみられることが多い．

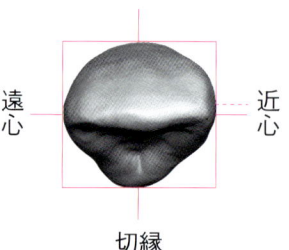

切縁

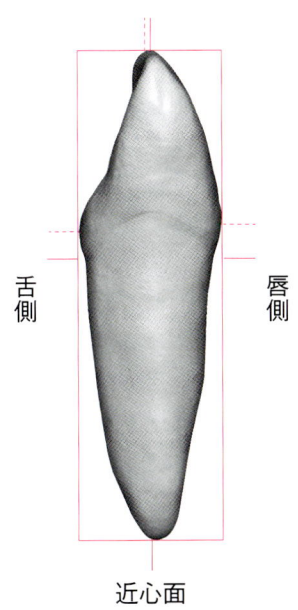

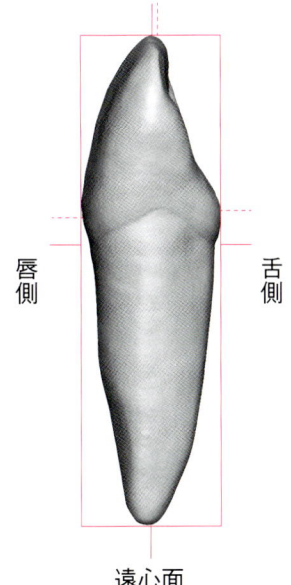

隣接面観

- 外形は三角形で上顎中切歯に類似.
- 歯冠と歯根の移行部がなだらか.
- 歯頸線の彎曲度が強くない.
- 切縁は長軸よりもやや舌側寄りに位置.
- 近心面のほうが遠心面より大きい.

切縁観

- 切縁結節の発達が悪い.
- 遠心隅角は近心隅角よりも舌側寄りに位置. 彎曲徴は中切歯よりも強い.
- 切縁と歯根唇舌軸は斜交する.

III 歯のデッサンと鑑別

上顎犬歯（3⏌）

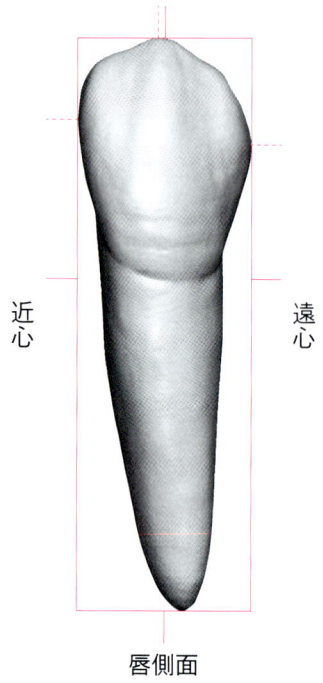

唇側面

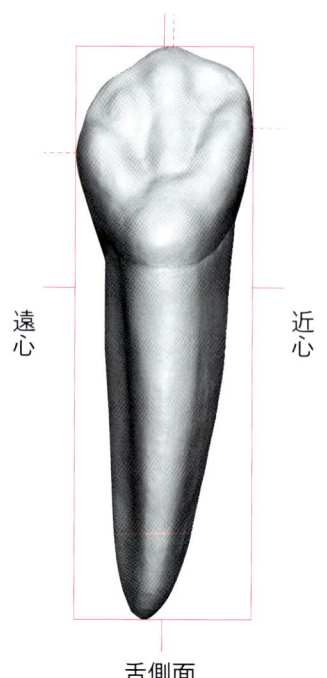

舌側面

唇側面観

- 外形は不正五角形.
- 尖頭は，やや近心寄りに位置.
- 切縁は，近心が短く，遠心が長い.
- 近心縁は直線的で長く，遠心縁は曲線的で短い.
- 近心隅角は遠心隅角より切縁側寄りに位置.
- 遠心隅角は近心隅角より大きく鈍角.
- 中央唇側面隆線が歯頸に向かって縦走している.
- 浅い唇側面溝が２本ある.
- 狭い近心部と広い遠心部の２面からなる.

舌側面観

- 外形は菱形.
- 唇側面より狭い.
- 舌側面窩は浅い.
- 基底結節，辺縁隆線がよく発達している.
- 中央舌側面隆線がよく発達している.
- 近心舌側面隆線より，遠心舌側面隆線が顕著である.
- 基底結節の最大豊隆部はやや遠心寄りに位置.
- 近心辺縁隆線は幅が狭く長い.
- 遠心辺縁隆線は幅が広く短い.
- 棘突起が認められる.

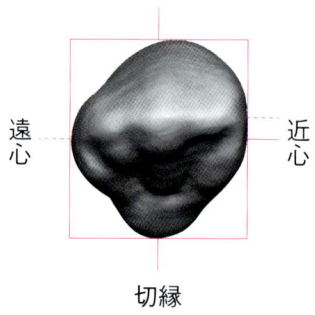

切縁

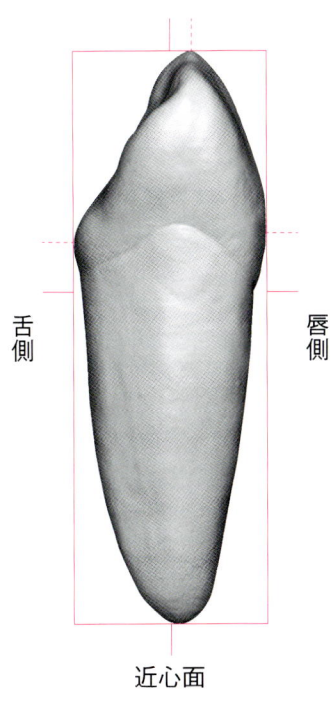

近心面

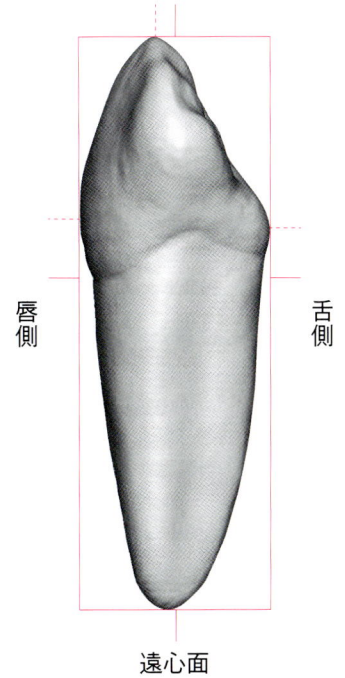

遠心面

隣接面観
・外形は三角形．
・近心面のほうが遠心面より大きい．
・近心面は平坦で，遠心面はやや豊隆する傾向．
・近心辺縁隆線が突出．
・歯頸線の彎曲度は，近心面のほうが強い．
・尖頭は歯軸よりも唇側寄りに位置．

切縁観
・唇側面は遠心半のほうが近心半より大きい．
・唇側面の最大豊隆部はやや近心寄りに位置．
・近心縁は平坦で直線的，遠心縁は豊隆して突出．
・尖頭は唇舌径の唇側寄りに位置．
・切縁は近心隅角から遠心隅角にかけて舌側に傾斜する．

Ⅲ 歯のデッサンと鑑別

上顎第一小臼歯（4⎮）

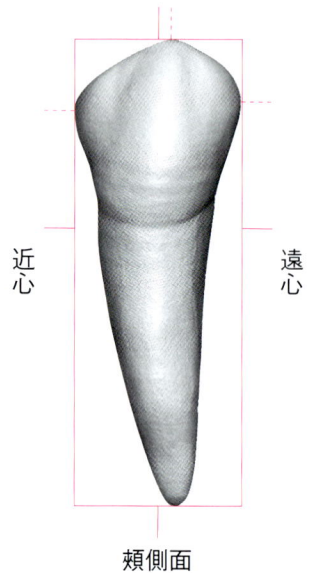

頬側面

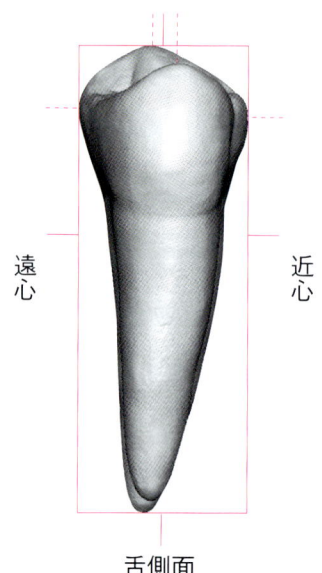

舌側面

頬側面観
- 外形は不正五角形．
- 舌側面より広い．
- 咬頭頂はやや遠心寄りに位置．
- 近心隅角は遠心隅角よりも歯頸側寄りに位置．
- 隣接面との境界が比較的明瞭．
- 隆線や溝の発達が犬歯より悪い．
- 歯頸線は歯根側に向かい凸彎．
- 近心咬合縁は遠心咬合縁とほぼ同長かやや長い．

舌側面観
- 隆線や溝の発達が悪い．
- 隣接面との境界が不明瞭．
- 歯頸線は歯根側に向かい凸彎．
- 舌側咬頭は近心側に傾斜．
- 舌側咬頭はやや近心寄りに位置．
- 舌側咬頭の高さは頬側咬頭の約85％程度．

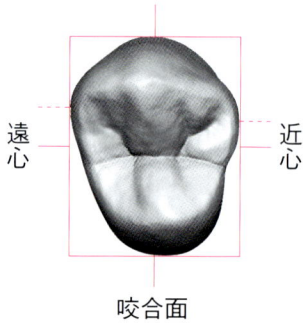

咬合面

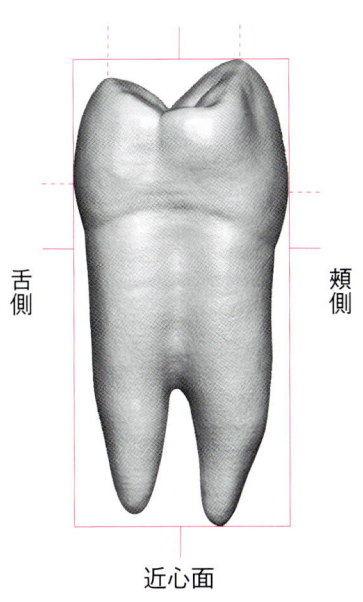

近心面

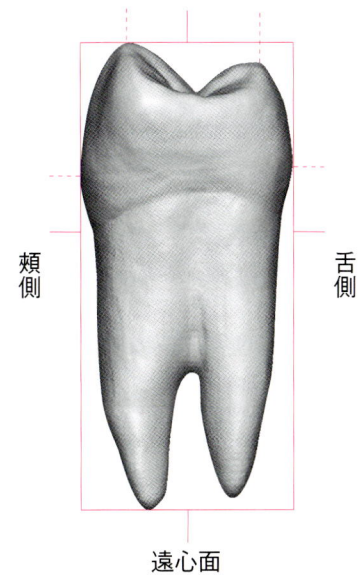

遠心面

隣接面観

・外形は，舌側が頬側よりも低いW字形．
・歯冠軸と歯頸軸が一致し，ほぼ中心溝の位置を通る．
・頬・舌側咬頭頂を結んだ線は，頬側から舌側にかけて歯頸側寄りに傾斜．
・遠心面のほうが近心面より大きい．
・遠心面は曲面的．
・歯冠の圧痕状のくぼみが歯根の近心面に及ぶ．
・歯頸線は歯冠側に向かい凸彎．

咬合面観

・頬舌径が近遠心径より大きい，丸みを帯びた不正五角形．
・溝の形はH字形．
・遠心頬側隅角が近心頬側隅角よりも頬側寄りに位置（逆彎曲徴）．
・頬側の近心咬合縁は遠心咬合縁より長い．
・近心縁は"く"の字状に凹彎，遠心縁は凸彎あるいは直線的．
・近心縁と遠心縁は舌側に向かって接近する傾向．
・頬側咬頭の隆線や溝は舌側咬頭よりも発達している．
・近心辺縁隆線の一部が近心頬側三角溝と近心辺縁溝に分断された介在結節（辺縁結節）がみられることがある．

III 歯のデッサンと鑑別

上顎第二小臼歯（5⏌）

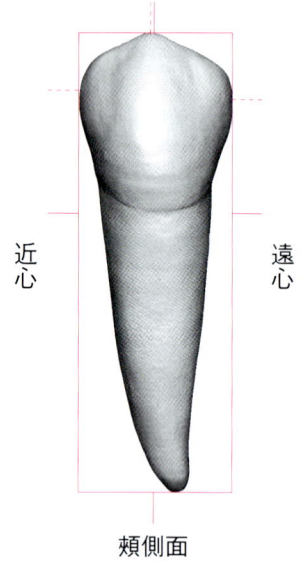

頬側面

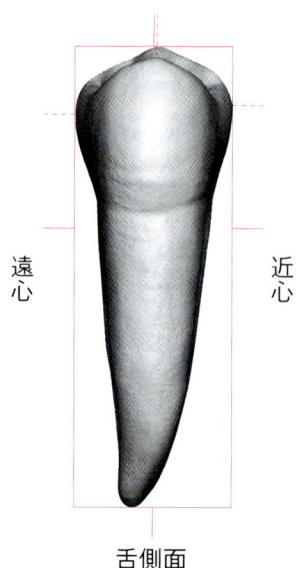

舌側面

頬側面観
- 外形は五角形．
- 遠心隅角は近心隅角より歯頸側寄りに位置．
- 舌側面より広いが，その差は第一小臼歯ほど顕著ではない．
- 歯頸線は歯根側に向かい凸彎．

舌側面観
- 隆線や溝の発達が悪い．
- 隣接面との境界は不明瞭．
- 歯頸線は歯根側に向かい凸彎．
- 舌側咬頭はほぼ中央か，わずかに近心寄りに位置．
- 舌側咬頭の高さは頬側咬頭の約95％弱．

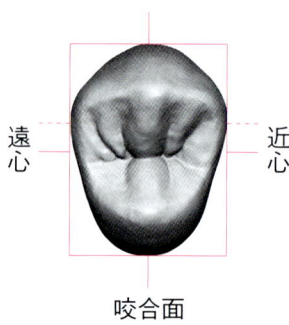

咬合面

26

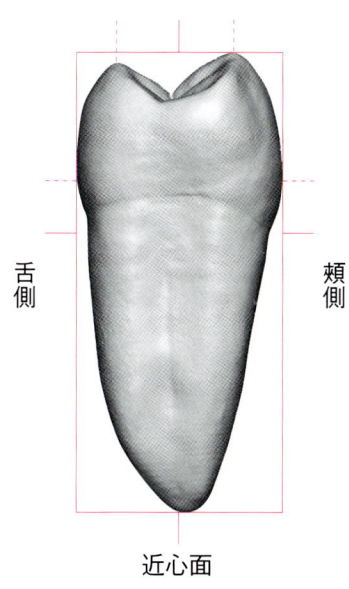
近心面

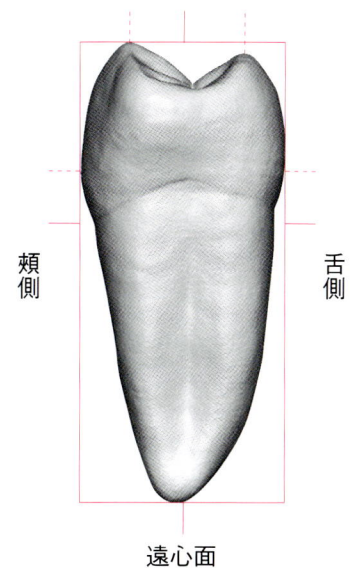
遠心面

隣接面観
- 外形はW字形．
- 近心面のほうが遠心面より大きい．
- 頰側縁と舌側縁は長軸と平行に近い．
- 頰・舌側咬頭の高さの差は第一小臼歯に比べて小さい．
- 歯頸線は歯冠側に向かい凸彎．
- 遠心辺縁隆線は発達が悪く退化的．
- 歯冠軸と歯根軸が一致し，ほぼ中心溝の位置を通る．

咬合面観
- 外形は長楕円形．
- 溝の形はH字形．
- 頰舌的にも近遠心的にも第一小臼歯より対称性が強い．
- 隆線や溝は第一小臼歯よりやや発達が悪い．副隆線は放射状に位置する．
- 遠心頰側隅角は近心頰側隅角よりも舌側寄りに位置．
- 頰側の遠心咬合縁は近心咬合縁より長い．
- 舌側咬頭は近心寄りに位置．
- 小窩が第一小臼歯よりも接近し中心溝が短い．
- 近心縁は比較的直線的で，遠心縁は曲線的（凸彎）．

III 歯のデッサンと鑑別

上顎第一大臼歯（6｜）

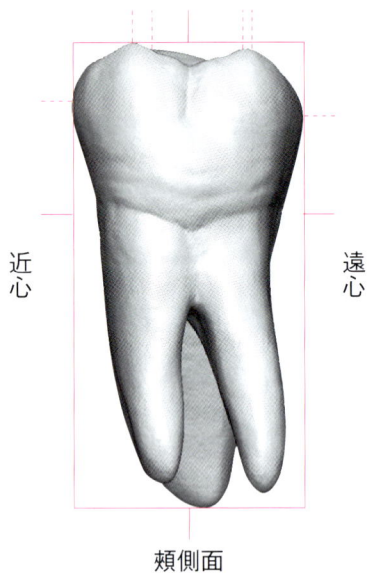

近心　遠心

頰側面

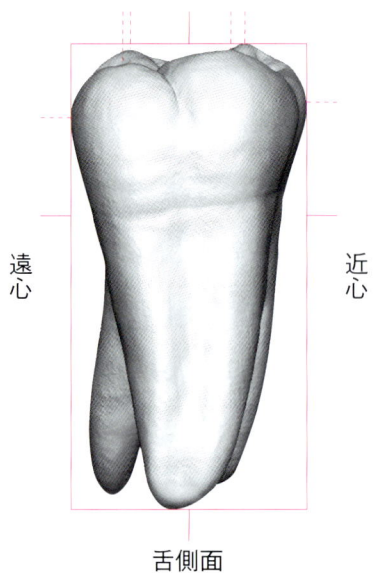

遠心　近心

舌側面

頰側面観
- 外形は台形．
- 2つの咬頭をもち，歯冠近遠心径が歯冠長より大きい．
- 咬合縁は最も長くW字形．
- 近心縁は直線的，遠心縁は曲線的（凸彎）．
- 2つの咬頭の間に頰側面溝がある（頰側面溝は歯帯との会合点で終わることがあり頰側面小窩をつくる）．
- 2つの咬頭から頰側面隆線が走る．
- 近心咬頭は遠心咬頭より高い．
- 歯頸部寄りに歯帯がよく発達している．
- 歯頸線はほぼ水平で，根分岐部に根間突起がある．
- 歯頸部における近遠心的な狭窄が顕著．

舌側面観
- 外形は丸みをおびた台形．
- 隣接面との境界が不明瞭．
- 近心縁，遠心縁は凸彎．
- 2つの咬頭の間に舌側面溝があり，遠心寄りに位置．
- 近心咬頭は大きく高い．
- 舌側面の近心部にカラベリー結節がみられることがある．
- 歯頸線はほぼ水平．

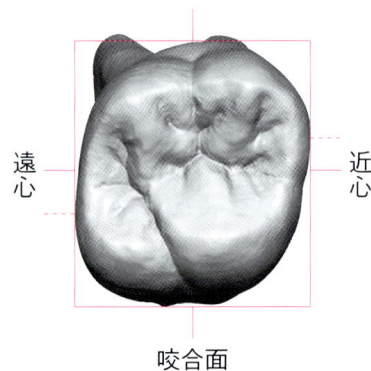

遠心　近心

咬合面

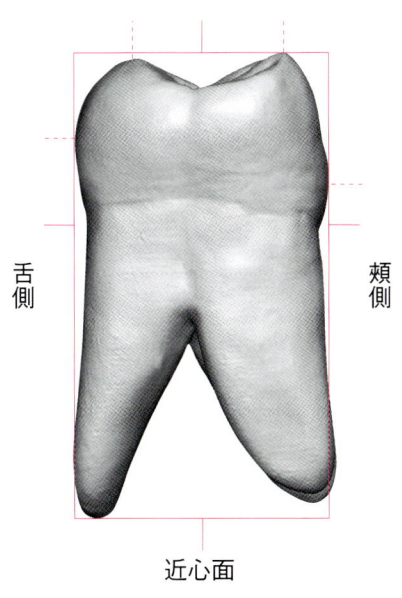

舌側　頬側

近心面

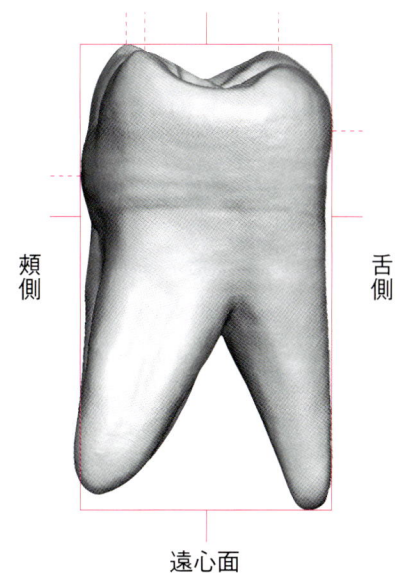

頬側　舌側

遠心面

隣接面観
- 外形は逆台形．
- 近心面のほうが遠心面より大きい．
- 近心面は平坦で，遠心面は豊隆．
- 頬側縁は直線的で歯頸側寄り1/4〜1/3で突出し，舌側に傾斜．
- 舌側縁は歯頸側寄り1/2で突出し，頬側に傾斜．
- 頬側面，舌側面への彎曲は遠心面のほうが強い．
- 辺縁隆線は近心のほうが遠心より高い．
- 接触点は咬頭側寄り，頬側寄りに位置．

咬合面観
- 外形は菱形または平行四辺形．
- 溝の形はH字形．
- 4縁を有し，近心縁は直線的，遠心縁は曲線的，頬・舌側縁は外方に豊隆．
- 近心頬側隅角と遠心舌側隅角は鋭角，他の隅角は鈍角．
- 4つの咬頭をもち，近心舌側咬頭が最も大きく，近心頬側咬頭，遠心頬側咬頭，遠心舌側咬頭の順に小さくなる．
- 頬側咬頭は高くて鋭く，舌側咬頭は低くて鈍円化．
- 近心舌側咬頭と遠心頬側咬頭を結ぶ斜走隆線（対角隆線）を形成．
- 近心辺縁隆線はよく発達し著明．
- 遠心舌側咬頭が遠心側および舌側に張り出すように発達し，歯冠の舌側半は頬側半より大きい．
- 固有咬合面は頬側寄りに位置．

III 歯のデッサンと鑑別

上顎第二大臼歯（ 7| ）

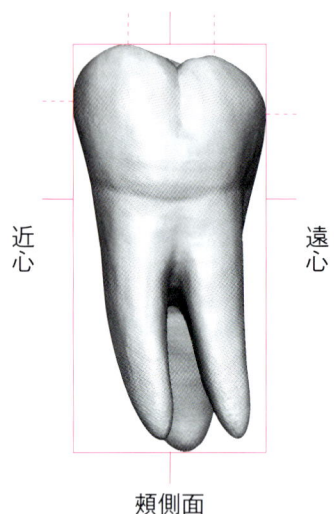

近心　遠心

頬側面

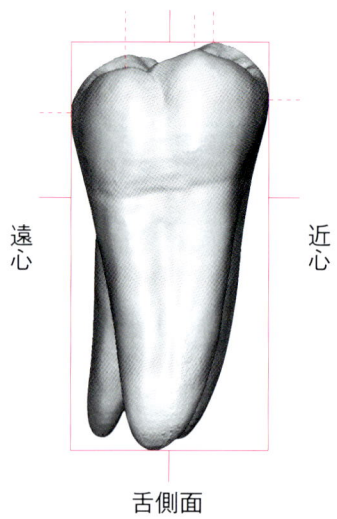

遠心　近心

舌側面

頬側面観
- 外形は丸みをおびた台形.
- 咬合縁は近心から遠心にかけて歯頸側寄りに強く傾斜（第一大臼歯より傾斜が強い）.
- 近心咬頭と遠心咬頭の高さの差が大きい.
- 隣接面との境界が不明瞭（鈍円化）.
- 頬側面溝はやや遠心寄りに位置.
- 咬頭の鈍円化により隅角は近遠心ともに丸みをおびる．隅角徴は第一大臼歯よりも顕著.
- 歯頸線は水平.
- 歯頸部における近遠心的な狭窄は第一大臼歯より弱い.

舌側面観
- 2つの咬頭の高さの差が大きい.
- 頬側面よりも近遠心径が小さい.
- 舌側面溝は著しく遠心寄りに位置し，短く，浅い.

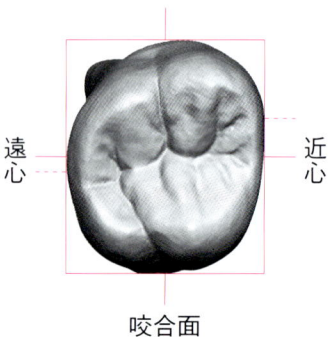

遠心　近心

咬合面

近心面

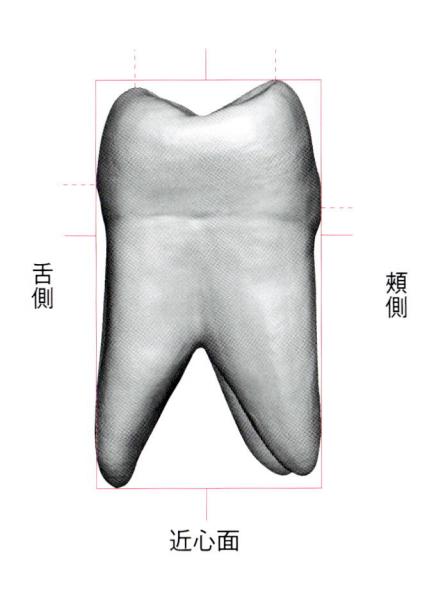

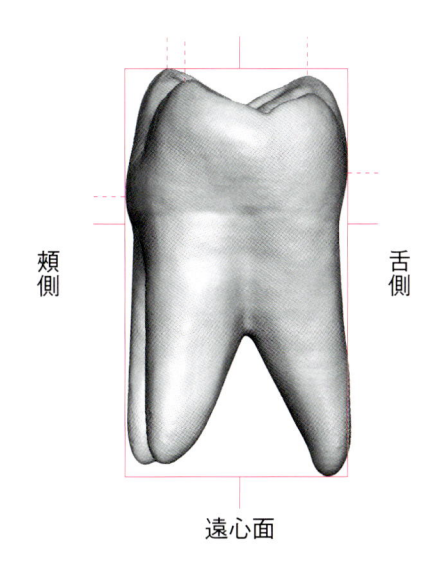

遠心面

隣接面観
・頬側咬頭と舌側咬頭の高さの差が小さい．
・頬側咬頭と舌側咬頭が第一大臼歯より接近する．
・遠心面は近心面より著しく小さい．
・近心面は平坦で，遠心面はやや豊隆．
・辺縁隆線は，近心のほうが遠心より高い．

咬合面観
・外形は遠心の咬頭が退化または消失し，不等辺四角形または三角形となる（第一大臼歯より近遠心的に圧平している）．
・遠心舌側咬頭は他の咬頭に比べて著しく小さい．
・溝，窩，隆線などの発達が悪く，浮彫像は単純．
・咬頭頂が互いに中央に寄っているので固有咬合面が小さい．
・彎曲徴は第一大臼歯より顕著．

Ⅲ 歯のデッサンと鑑別

下顎中切歯（ 1 ）

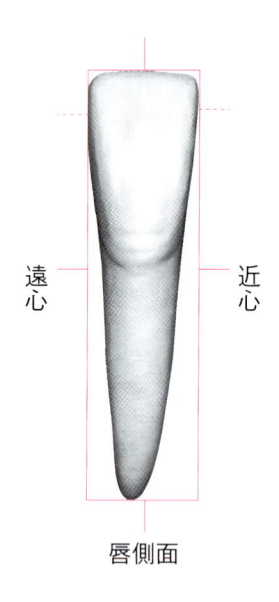

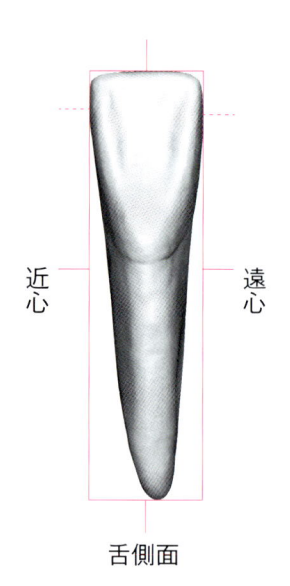

遠心　近心
唇側面

近心　遠心
舌側面

近心　遠心
切縁

唇側面観
- 外形は細長いU字形．
- ほぼ左右対称．
- 切縁は水平．
- 溝，隆線が不明瞭．
- 隅角徴は不明瞭．

舌側面観
- 唇側面とほぼ同形（V字形）．
- 辺縁隆線，基底結節の発達が悪い．
- 舌側面窩が浅く，溝，隆線が不明瞭．

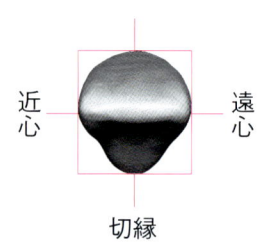

唇側　　　舌側	舌側　　　唇側
近心面	遠心面

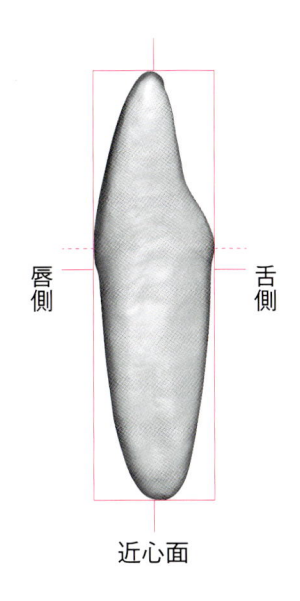

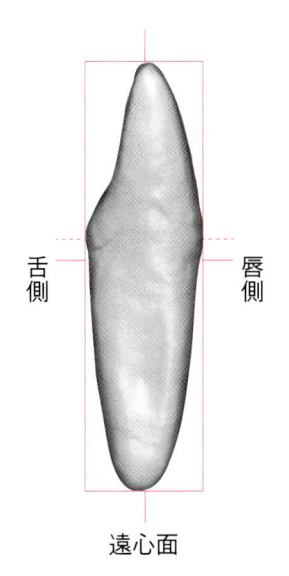

隣接面観
・外形は三角形.
・近心面,遠心面はほぼ同形同大.
・唇側縁は,最大豊隆部から切縁にかけてほぼ直線的.
・歯根近心面中央には縦に走る縦隆線があり,遠心面中央には浅い縦溝がみられる.

切縁観
・唇側面は上顎に比べ平坦.
・左右対称的.
・彎曲徴はほとんどみられない.
・切縁と歯根唇舌軸が直交.

下顎側切歯（ 2 ）

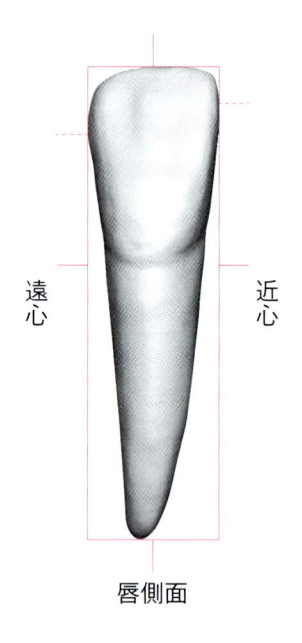

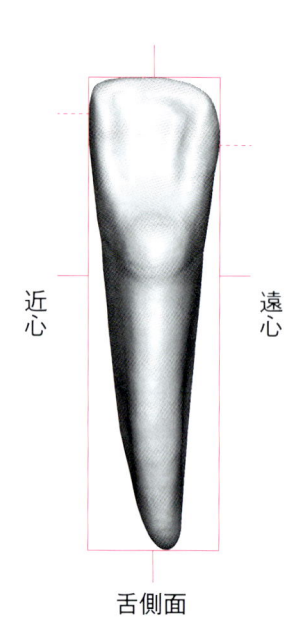

唇側面

舌側面

切縁

唇側面観
- 外形はU字形.
- 切縁は近心から遠心にかけて歯頸側寄りに傾斜.
- 遠心隅角が丸みをおびる.
- 溝，隆線は不明瞭.

舌側面観
- 外形は不等辺三角形.
- 舌側面窩が浅い.
- 溝，隆線は不明瞭.
- 辺縁隆線，基底結節はあまり発達がみられない.

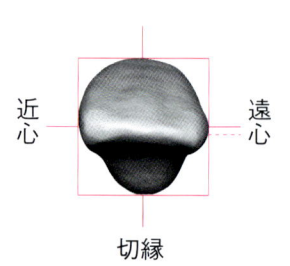

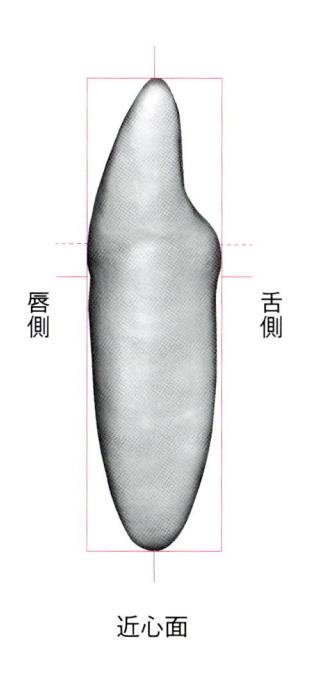

近心面 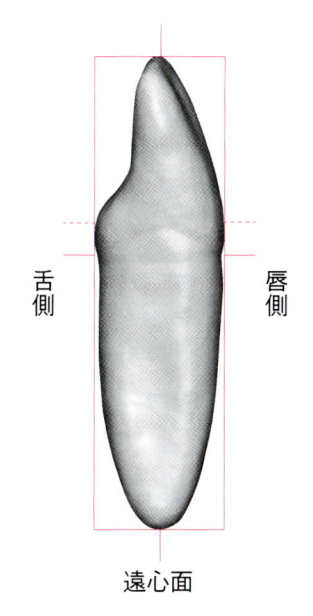 　　　　　　　　　　　遠心面

隣接面観
・外形は三角形で中切歯に類似.
・近心面のほうが遠心面より大きい.
・近心面の歯頸線は遠心面より切縁側寄りに位置.

切縁観
・切縁は近心から遠心にかけて舌側寄りに傾斜.
・切縁と歯根唇舌軸が斜交.
・唇側面の近心半が豊隆.
・基底結節はやや遠心寄りに位置.
・彎曲徴がみられる.

Ⅲ 歯のデッサンと鑑別

下顎犬歯（3̲|）

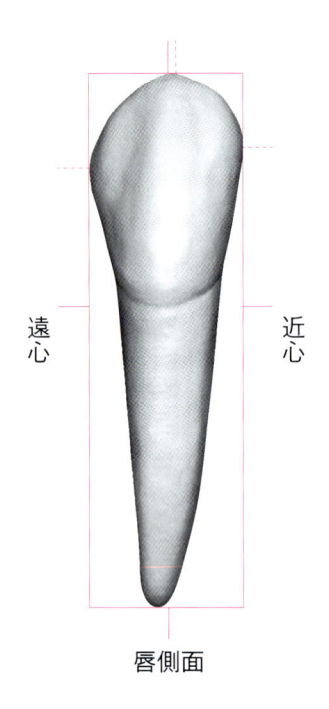

遠心　近心
唇側面

近心　遠心
舌側面

唇側面観
- 外形は不正五角形.
- 細長く歯冠近遠心径が小さい.
- 近心縁は直線的に歯根に移行.
- 遠心縁は短く，外方に突出し，歯根との移行部で屈曲する.
- 近心切縁は遠心切縁より短い.
- 唇側面隆線が発達しているが，上顎犬歯には劣る.
- 遠心隅角は近心隅角より大きく鈍角.
- 尖頭は上顎犬歯より鈍角.

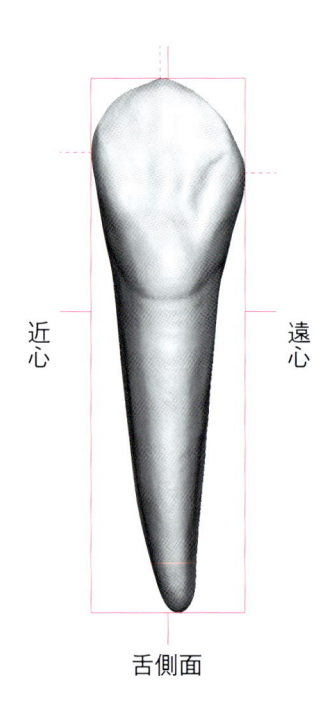

舌側面観
- 外形は細長い菱形.
- 辺縁隆線，基底結節の発達が悪く，舌側面窩が浅い.
- 中央舌側面隆線が比較的よく発達.
- 舌側面窩内の隆線や溝が不明瞭.
- 遠心舌側面隆線が現れることがある.
- 上顎に比べて浮彫像は単純.
- 棘突起は認められない.

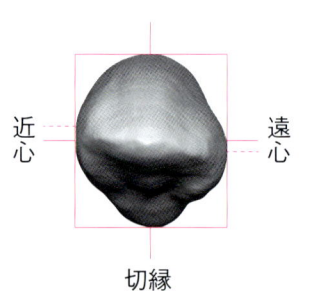

近心　遠心
切縁

唇側　舌側　近心面

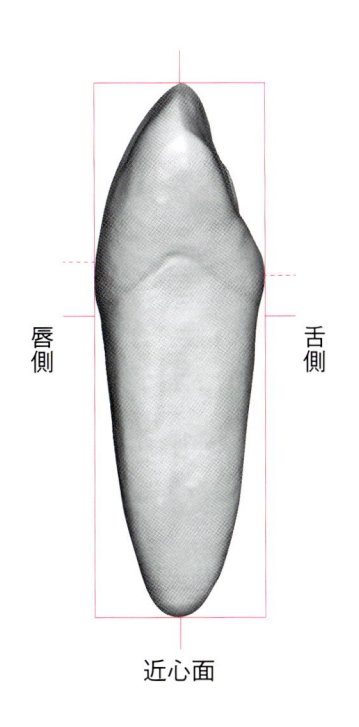

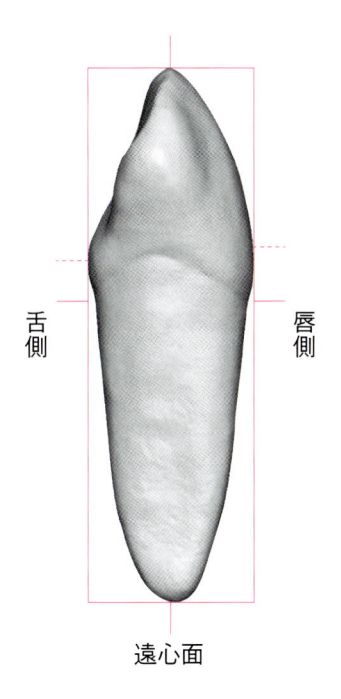

舌側　唇側　遠心面

隣接面観
- 外形は三角形.
- 近心面は平坦で歯根に移行し,遠心面は小さく豊隆.
- 尖頭は長軸上にある.
- 唇舌径が,上顎犬歯より小さい.
- 舌側縁は辺縁隆線や基底結節の発達が悪く,わずかに凹彎.
- 唇側縁,舌側縁が歯冠から歯根にかけてスムーズな曲線で移行.

切縁観
- 近心切縁と遠心切縁との長さの差は,上顎犬歯ほど大きくない.
- 唇側面が豊隆.
- 唇側面は舌側方向に曲線を描いて傾斜するが,この傾向は上顎犬歯より顕著である.

Ⅲ 歯のデッサンと鑑別

下顎第一小臼歯（4̲）

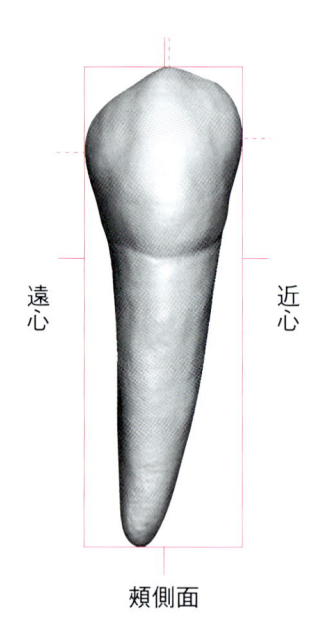

頬側面

舌側面

頬側面観
- 外形は不正五角形．
- 頬側咬頭はやや近心寄りに位置．
- 近心隅角は鋭角で，遠心隅角は鈍角（隅角徴）．
- 近心咬合縁は短く，遠心咬合縁は長い．

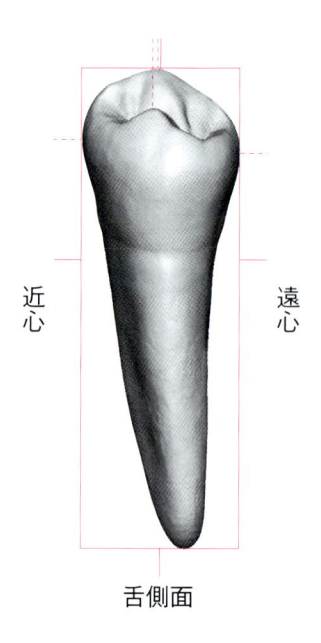

舌側面観
- 隣接面との境界が不明瞭．
- 近心面，遠心面が広く観察される．
- 舌側咬頭は低く，近心寄りに位置．
- 舌側咬頭の高さは頬側咬頭の約2/3の高さ．

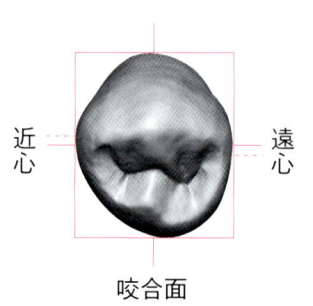

咬合面

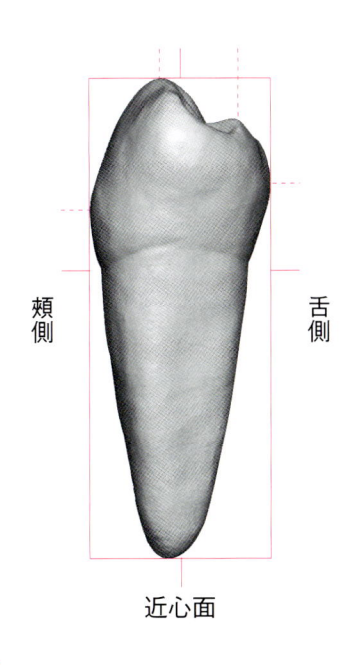

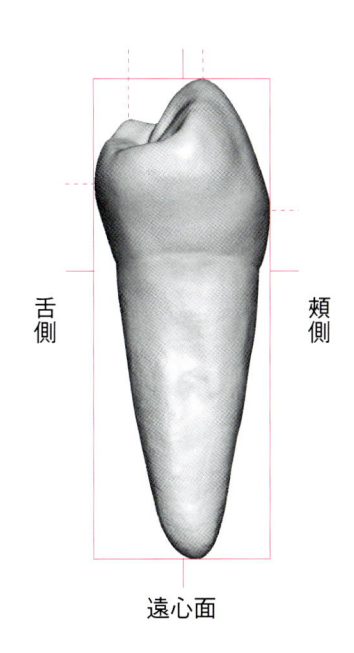

近心面　　　　　　　　　　　　遠心面

隣接面観
- 舌側咬頭頂の発達が悪く，頰・舌側咬頭頂を結んだ線は頰側から舌側にかけて歯頸側寄りに傾斜．
- 頰側咬頭頂は，頰舌径の中央からやや頰側寄り．
- 歯冠の頰側縁は，歯頸側寄り1/3から舌側に強く傾斜．
- 辺縁隆線は，近心のほうが遠心より高い．

咬合面観
- 固有咬合面は舌側咬頭を要とする扇形．
- 固有咬合面は舌側寄りに位置．
- 頰側咬頭は頰舌的中央からやや頰側に位置し，大きい．
- 固有咬合面は頰側三角隆線によって二分され，近心は狭く，遠心は広い．
- 頰側咬頭と舌側咬頭の三角隆線は嵌入し合う．
- 頰側咬頭の隆線や溝は舌側咬頭より発達が著しい．
- 頰側咬頭の三角隆線は著明で，副隆線を伴う．遠心頰側副隆線のほうが発達がよい．
- 舌側咬頭は小さく，頰側咬頭よりやや近心寄りに位置．
- 遠心小窩は近心小窩より舌側寄りに位置し，低位でかつ深い．
- 中心溝は舌側寄りに位置．
- 遠心頰側隅角は近心頰側隅角よりも舌側寄りに位置し，彎曲度は近心のほうが強い（彎曲徴）．
- 咬合面の近心縁は直線的で，遠心縁は曲線的．

Ⅲ 歯のデッサンと鑑別

下顎第二小臼歯（[5]）

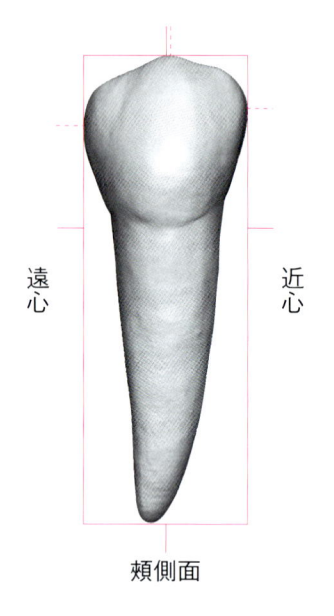

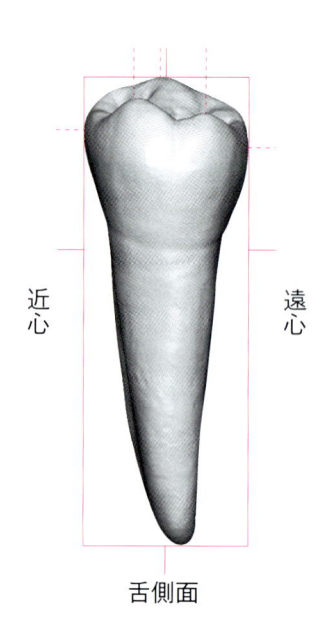

頬側面

舌側面

咬合面

頬側面観
・外形は不正五角形．
・第一小臼歯と比べると幅のわりに高さが低い．
・近心咬合縁は遠心咬合縁より短い．
・一般に隆線や溝の発達が悪い．

舌側面観
・外形は方形．
・第一小臼歯に比べると幅が広い．
・2咬頭の場合，舌側咬頭は少し近心寄りに位置．
・3咬頭の場合，舌側咬頭は遠心舌側咬頭（副咬頭）より大きく，高い．

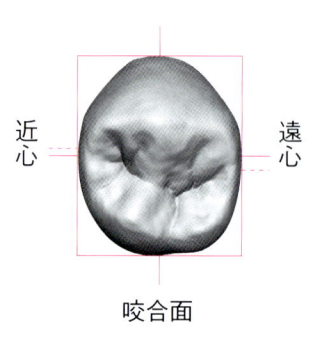

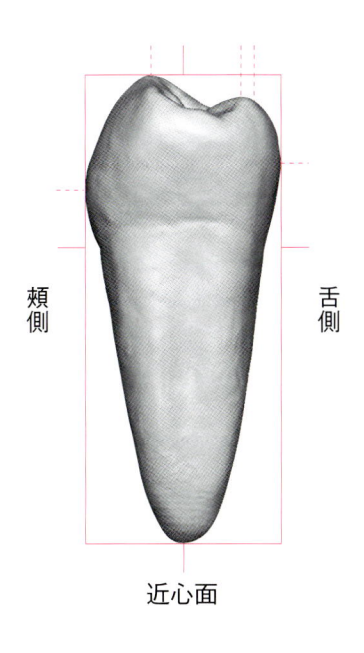

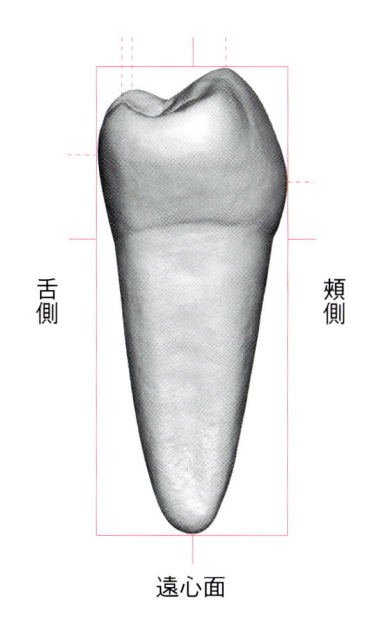

近心面　　　　　　　　　　　　　　遠心面

隣接面観
- 頬側縁は歯頸側寄り1/3に最大豊隆部があり，舌側縁は歯頸側寄り1/2に最大豊隆部がある．
- 咬合縁はM字形で，少し舌側に傾く．
- 頬・舌側咬頭の高さの差は，第一小臼歯ほど大きくない．
- 歯頸線は舌側のほうが頬側より高い位置にある．
- 辺縁隆線は，近心のほうが遠心より高い．
- 歯冠軸と歯根軸は斜交し，歯冠軸は舌側へ傾斜するが，その傾きは第一小臼歯より弱い．

咬合面観
- 外形は，丸みをおびた四辺形．
- 頬舌径と近遠心径は，ともに第一小臼歯より大きい．
- 咬頭は2～3咬頭．
- 2咬頭の場合は，頬側咬頭と舌側咬頭はほぼ同じ大きさ．
- 3咬頭の場合は，頬側咬頭＞舌側咬頭＞遠心舌側咬頭．
- 咬合面の発達は，遠心半のほうが近心半より良好．
- 中心溝は舌側寄りに位置するが，第一小臼歯ほど顕著ではない．
- 遠心頬側隅角は近心頬側隅角より鈍角で，舌側寄りに位置（彎曲徴）．

Ⅲ 歯のデッサンと鑑別

下顎第一大臼歯（6）

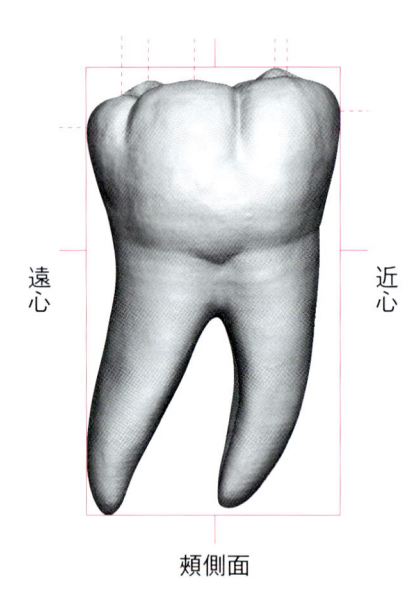

頰側面

舌側面

頰側面観
- 外形は逆台形．
- 頰側咬頭は舌側咬頭より低くて丸い．遠心のほうが咬頭は低くなる．
- 豊隆部は歯頸側寄り1/3にある．
- 頰側面溝は咬合縁の中央よりわずかに近心寄りに位置し，歯冠の1/2の高さの頰側面小窩で消失．
- 遠心頰側面溝は咬合縁の遠心寄り1/5から始まり，歯冠の1/2の高さで消失．
- 近心頰側咬頭幅2：遠心頰側咬頭幅2：遠心咬頭幅1
- 歯頸線は水平で，中央部の根間突起でV字形を示す．
- 歯頸部における近遠心的な狭窄が顕著．

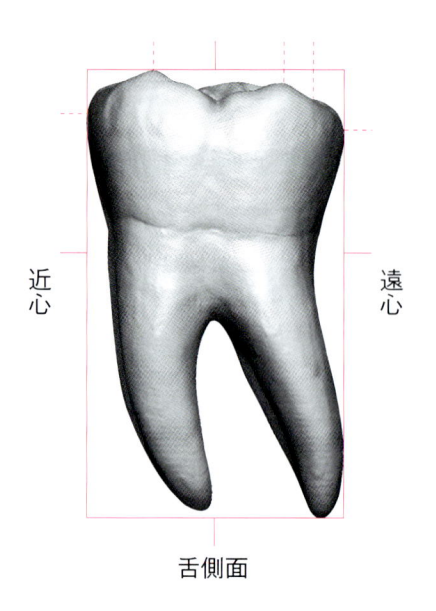

舌側面観
- 外形は逆台形で，頰側面より小さい．
- 咬合縁はM字形．
- 舌側咬頭は高くて鋭く，遠心のほうが咬頭が低い．
- 豊隆部は咬頭側寄り1/3～1/2にある．
- 隣接面との境界が不明瞭．
- 歯頸線は水平．
- 舌側面溝は頰側面溝より発達が悪く，歯冠の1/2の高さで消失．

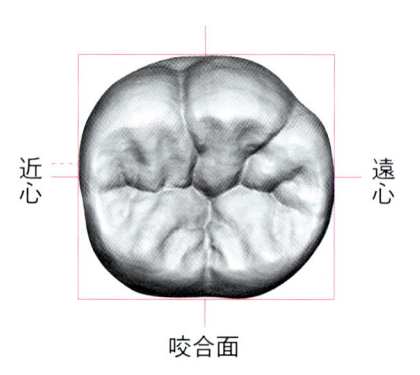

咬合面

頬側　舌側

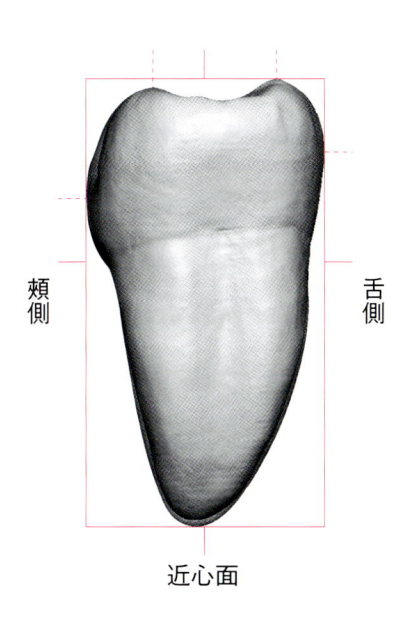

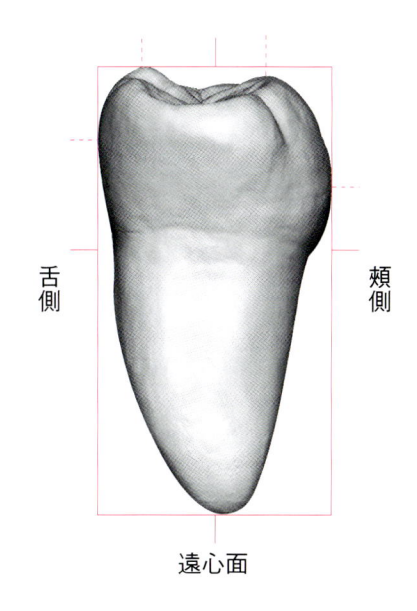

近心面

舌側　頬側

遠心面

隣接面観

・外形は台形．

・咬合縁は M 字形．

・頬側面の最大豊隆部は歯頸側寄り 1/3，舌側面の最大豊隆部は咬頭側寄り 1/3 にある．

・歯頸線は舌側から頬側にかけて歯根側寄りに傾斜．

・舌側咬頭は高くて鋭く，頬側咬頭は低くて丸い．

・接触点は頬舌径の中央の咬頭側寄りにある．

咬合面観

・咬合面の外形は角のとれた長方形．

・溝は Y 字形．

・咬頭は頬側 3 咬頭，舌側 2 咬頭からなる．

・咬合面の近心縁は直線的，遠心縁は曲線的．

・近心頬側隅角は遠心頬側隅角に比べて鋭角．

・辺縁隆線は，近心は高くて幅が広く，遠心は低くて丸い．

・頬側溝は中央よりやや近心寄りに位置し，頬側面で頬側面溝となる．舌側溝は中央を走り，舌側面で舌側面溝となる．

・遠心頬側溝は遠心小窩から遠心頬側に向かい，遠心頬側面溝となる．

・固有咬合面は舌側寄りに位置．

下顎第二大臼歯（7）

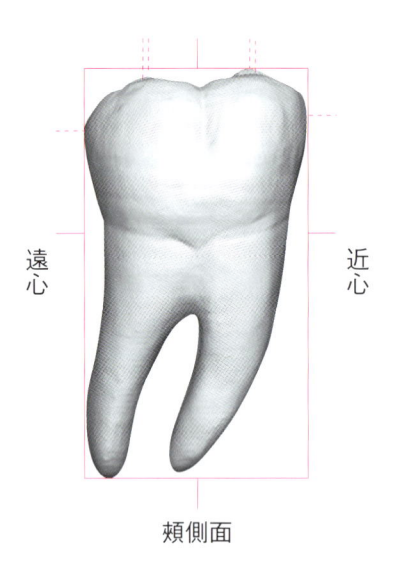

頰側面 / 舌側面

頰側面観
- 外形は方形または逆台形．
- 近心咬頭は遠心咬頭より高く，その傾向は第一大臼歯より著しい．
- 近遠心径は咬頭側で大きく，歯頸側で狭窄．
- 隆線が発達している．
- 溝は浅くて短い．

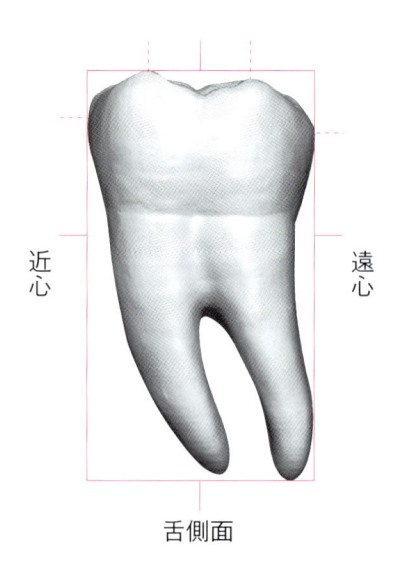

舌側面観
- 外形は頰側面とほぼ同じ．
- 隣接面との境界が不明瞭．
- 近心咬頭は遠心咬頭より高い（近・遠心舌側咬頭の高さの差は第一大臼歯より著しい）．

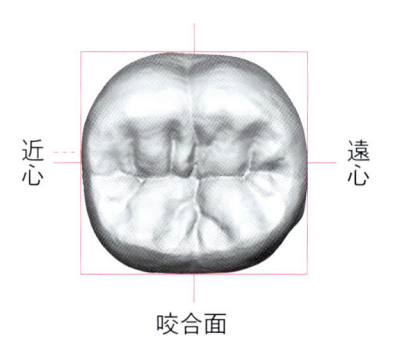

咬合面

近心面　遠心面

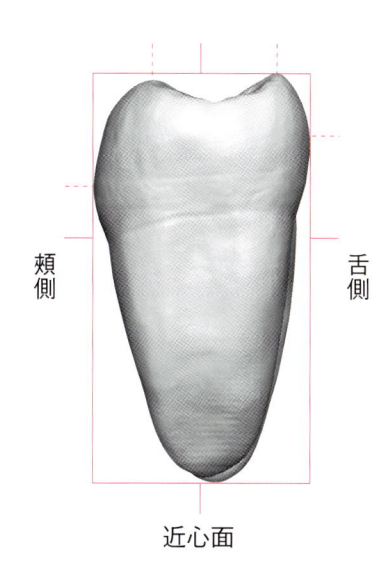

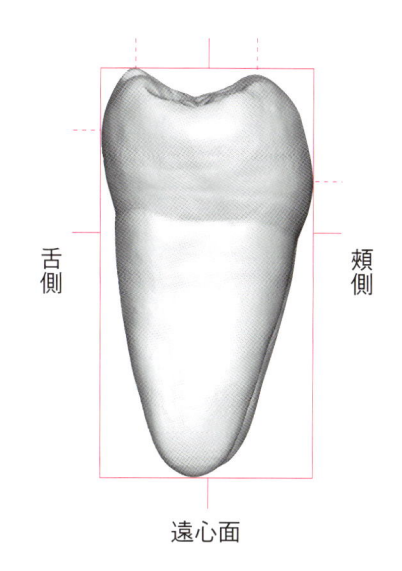

隣接面観
- 外形は不等辺四角形．
- 咬合縁はM字形で軽度に凹む．
- 舌側咬頭は高く，頬側咬頭は低いが，その差は第一大臼歯より小さい．
- 豊隆は頬側面のほうが舌側面より大きい．
- 頬側面の最大豊隆部は歯頸側寄り1/3，舌側面は咬頭側寄り1/3にある．
- 近心面は平坦で，遠心面は豊隆．
- 歯頸線はまっすぐで水平．

咬合面観
- 外形は丸みをおびた正方形．
- 溝は＋形が多く，中心溝，頬側溝，舌側溝からなる．
- 咬頭は頬側2咬頭，舌側2咬頭の4咬頭である．
- 頬側面溝は舌側面溝より発達している．
- 近心縁は直線的で，遠心縁は曲線的．
- 近心辺縁隆線は幅が広く，遠心辺縁隆線はしばしば欠如する．

Ⅳ 歯型彫刻

a　石膏の歯型彫刻

〔実習の概要〕

　歯型彫刻はあくまでも天然歯ならびに模型の模刻であって，芸術の分野における主観的造形とはまったく意を異にする．客観的な目をとおして得られた情報をいかに正確に平面→立体へと再現していくかが最大のポイントとなる．歯の解剖学的形態を立体的に表現することにより，二次元的平面観とそれぞれの面の結びつきを認識し，各部の名称とのつき合わせを行うことで歯の形態に対する認識をよりいっそう深めるとともに，歯種による形態的特徴をとらえて歯種鑑別の能力を身につける．また，歯のもつ機能や形態の生理的意義についても認識する．加えて，器具・材料の取り扱い方，作業姿勢，手指の使い方など基礎的技術の修得も目的とする．

●使用材料
（1）石膏（普通石膏）
（2）抜去天然歯または歯の模型

●使用器具
（1）石膏ブロック作製用シリコーン陰型
（2）ラバーボウル
（3）スパチュラ
（4）バイブレーター
（5）サンドペーパーまたは砥石
（6）ノギス
（7）切り出しナイフ
（8）彫刻刀
（9）鉛筆（色鉛筆）
（10）分割ノコギリ

IV 歯型彫刻
a 石膏の歯型彫刻

❶ 石膏ブロックの製作

① 普通石膏100gに対し，60〜65mlの水を計量する．

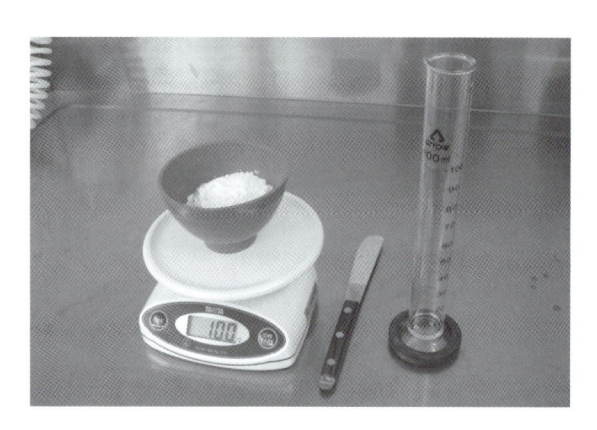

② 計量した普通石膏をラバーボウルに入れて水を加え，スパチュラで撹拌・練和する．

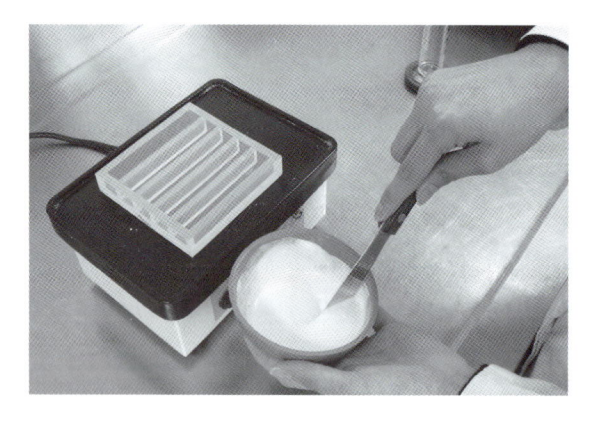

③ バイブレーター上に石膏ブロック作製用シリコーン陰型を置き，泥状となった普通石膏を注入する．

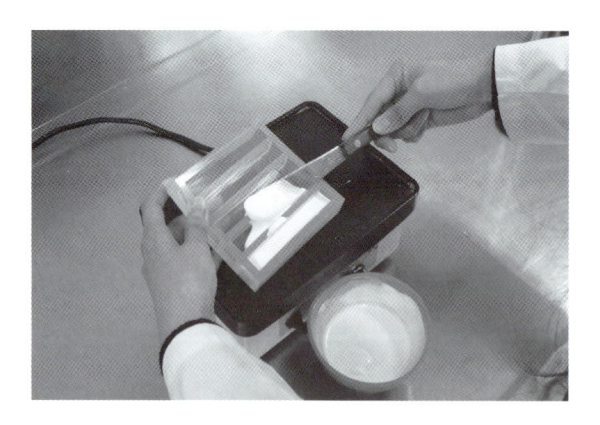

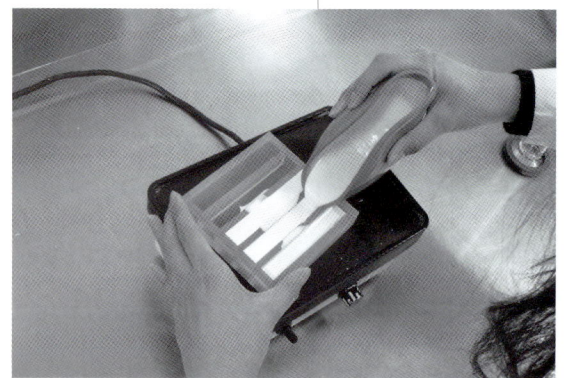

Check Point!

普通石膏は通常，粉末100gに対し水40〜50mlで練和するが，水を少し多めにしたほうが硬化後の硬さが減少し，彫刻に際して無理のない硬度が得られる．

真空による減圧下で行えば，気泡の少ないものが得られる．

> **Check Point!**
> 石膏ブロック作製用シリコーン陰型にはさまざまなものがあるが，初めての彫刻にはやや大きい石膏ブロックのほうが細部まで形態を表現しやすい．

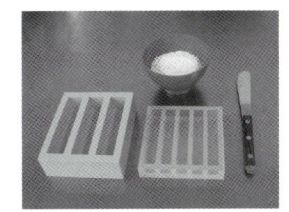

④ 石膏硬化後，石膏ブロック作製用シリコーン陰型より石膏ブロックを取り出す．

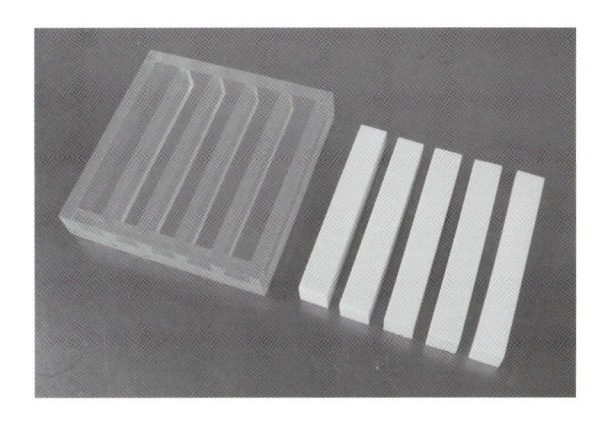

⑤ 石膏の余剰部は削除し，規定の寸法（15 × 15 × 100 mm）に調整して，サンドペーパーまたは砥石をかけて仕上げる．

■ **規定倍石膏ブロックの調製**

① 規定された倍率に従って石膏枠を組み立てる（アクリル板または厚手の下敷を利用し，石膏ブロック陰型枠をビニールテープを利用して組み立てる）．

② 陰型枠に所定の混水比で練和した普通石膏泥を注入し，石膏ブロックを製作する．

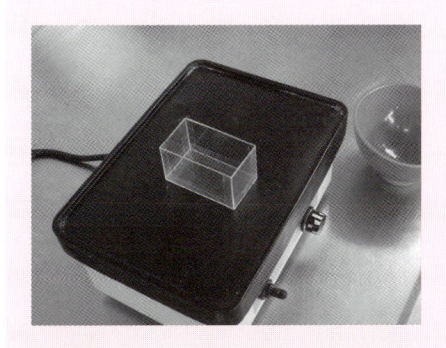

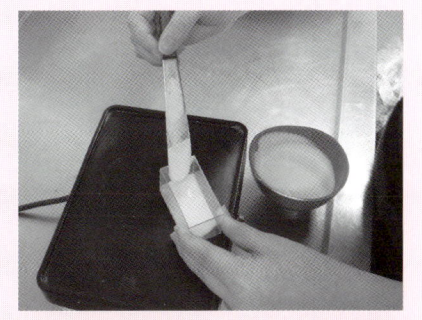

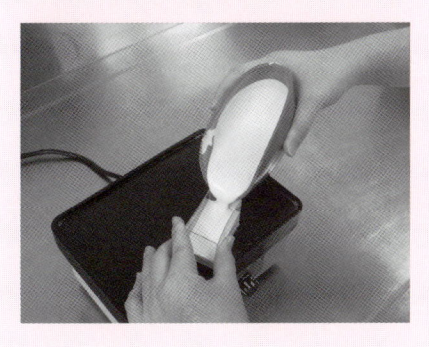

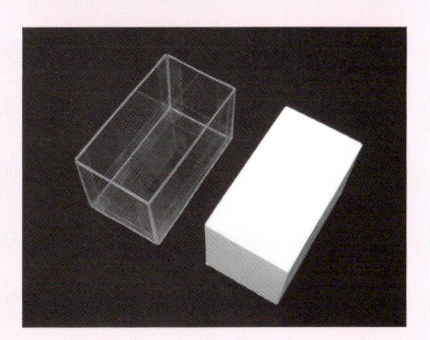

IV 歯型彫刻
a 石膏の歯型彫刻

❷ 歯型彫刻

ここでは，面カット法による彫刻を行う．

❶ 角柱の彫り出し

① ブロックの各面と歯面を決定し，ブロック上面（切縁・咬合面）の中央に歯の近遠心径，頰舌側径に相当する四角形を描く（p.6の計測値表などを参考にする）．

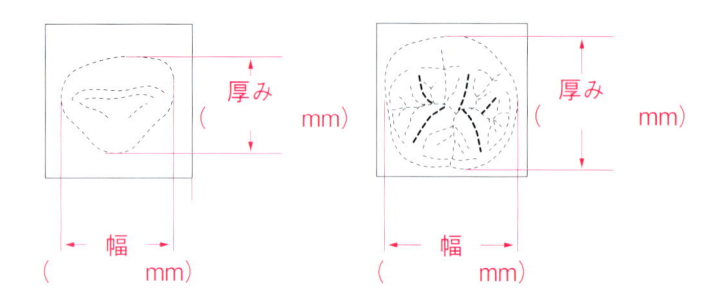

② ブロック上面に引かれた線を他の四面に延長していき，歯冠部に歯根部5mmを加えた長さに相当するところでベースとの境界線を描く．

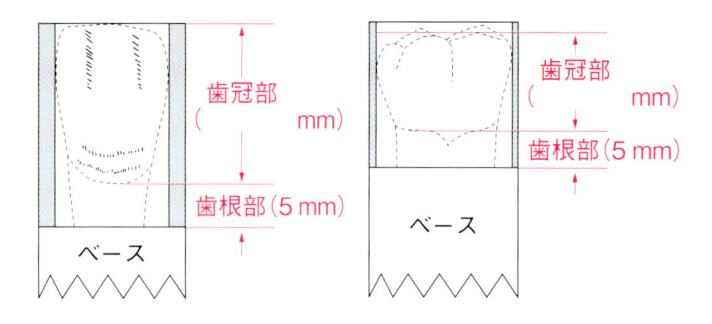

③ 分割ノコギリでベース−彫刻部の境界線に切り込みを入れる．

④ 切り出しナイフで②のグレー部を削り落とし，角柱を形成する．

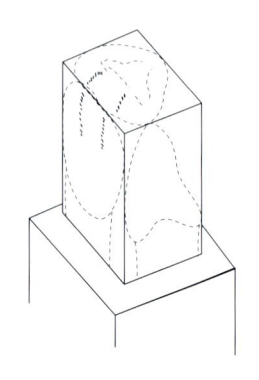

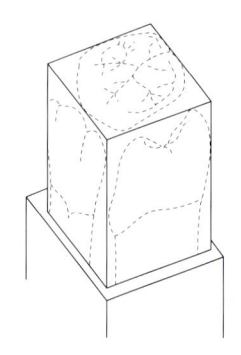

Check Point!

この作業は，20×20 mm角石膏棒使用時のものであり，❶で作製した15×15×100 mmの石膏ブロックを使用する場合はこの作業は省略できる．

■基本的な器具の扱い方
●切り出しナイフ

　持ち方はシェークハンドグリップが基本である．

　右手は力をあまり入れすぎないよう，切り出しナイフの柄をしっかり握る．左手の親指は必ず切り出しナイフの背に添え，他の4指は石膏棒を保持する．

　刃を手前に引くように使用する場合は，刃の表面を石膏に当て，刃のすべり方向に注意しながら引く．

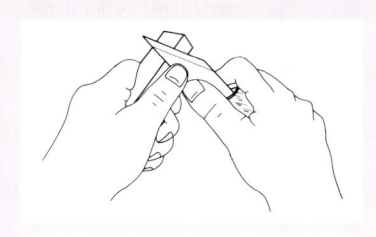

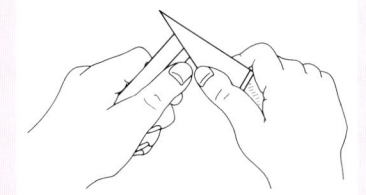

●彫刻刀

　持ち方はペンホルダーグリップが基本である．

　彫刻の際には，自由に力の方向や量が決まるよう手指を保持し，刃先を安定させながら作業を進める．

　微細な部分を彫刻する場合は，彫刻刀の刃に近いところを持つ．特に，小窩，裂溝などを彫刻する場合は，彫刻刀の刃の先端を用いる．

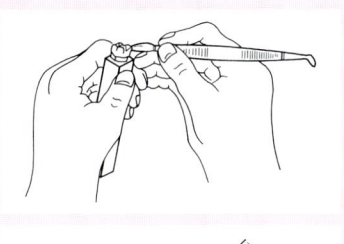

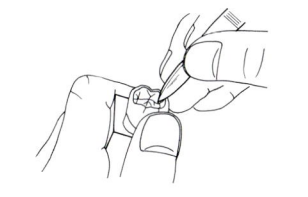

■彫刻法
●直彫法

　素材（たとえば石膏ブロック）を前においで再現したい物体（たとえば歯の模型）を直接墨や朱墨で輪郭をとりながら彫刻していく技法である．古くから仏師が仏像を彫刻するのに用いられた技法で，一般の彫刻に広く用いられている．直彫法は彫刻のステップの進め方が作者の自由裁量に任されるので制限がなく，その意味ではやりやすい方法である．しかし初心者にとっては，方法としての再現性に乏しいため，出来・不出来のバラツキが大きく，かえって難しい．

●面カット法（多面体カット法）

　石膏ブロックに頰・舌側面，近・遠心面の正確なデッサンを描き，外形線に沿って平行に投影する．彎曲徴の再現は，外形に沿ってある一定量を削り落としながら，順次外形をつくっていく．

　この方法は頰・舌側面，近・遠心面の正確なデッサンが要求されるが，削り落とす方向や量に基準を設定しているので，初心者でもステップを正確に追っていけば大きなバラツキが避けられる．

Ⅳ 歯型彫刻
a 石膏の歯型彫刻

❷ 近心面のデッサンと投影

ブロックの近心面に近心面観図を正確に描き，外形線をわずかに残すようにグレーの部分を削り落とす．臼歯の咬頭側は角度を緩やかにし，あとで咬合面の隆線を彫刻できるように削り代を残しておく．

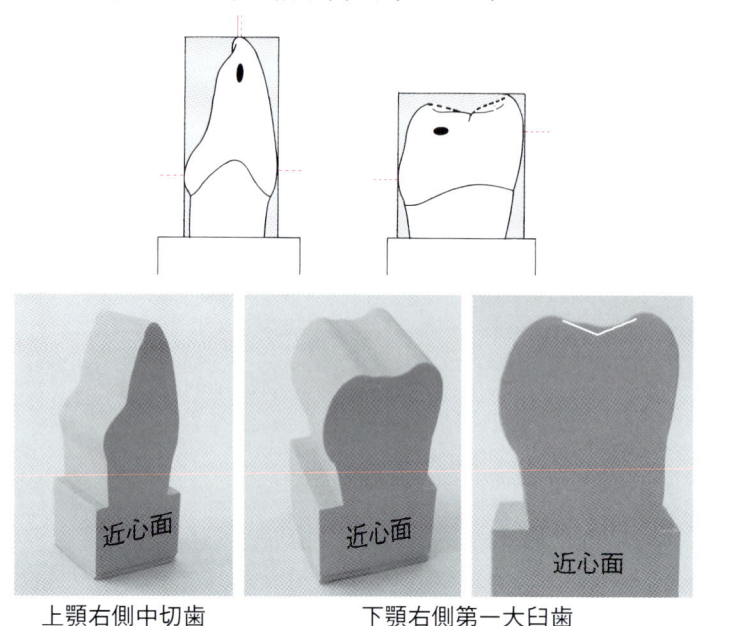

上顎右側中切歯　　　下顎右側第一大臼歯

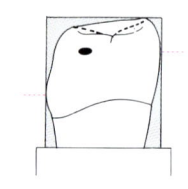

❸ 唇・頰側面のデッサンと投影

① ブロックの唇・頰側面に唇・頰側面観図を描き，両隣接面の最大豊隆部の位置をマークする．

② ①でマークした部分を削り落とさないように，グレーの部分を削り落とす．隅角徴はこの段階で出しておく．

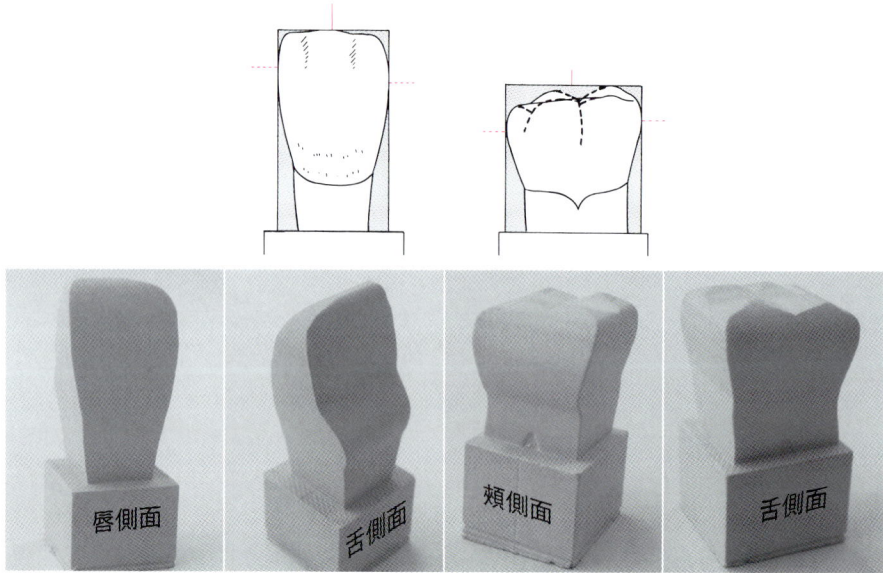

上顎右側中切歯　　　下顎右側第一大臼歯

Check Point!

臼歯については，咬頭間を平面でカットする方法（下図）と，咬頭間を隆線の高さに合わせてゆるやかなV字形にカットする方法がある．

舌側咬頭が頰側咬頭より低い小臼歯では，舌側方向からみた舌側咬頭から辺縁隆線にかけての輪郭を削り出す．
上顎右側第一小臼歯の例（舌側面観）
頰側からの投影のため，頰側より低い舌側咬頭が形成されていない．
1. 舌側咬頭の外形線（輪郭）の記入
2. 舌側咬頭の外形線に沿って舌側咬頭を彫刻（舌側咬頭頂を近心寄りに形成）

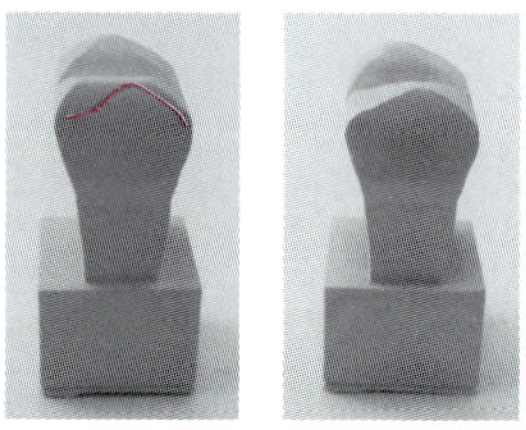

263-01698

52

④ 外形多面体の形成

切縁，咬合面の彎曲徴を出すために，外形に沿って曲面的に面取りをする．

① 前歯においては外形多面体形成ラインを縦に記入する．臼歯においては固有咬合面の外形線を記入してから，外形多面体形成ラインを縦に記入する（各歯の外形多面体については，p.56〜69参照）．

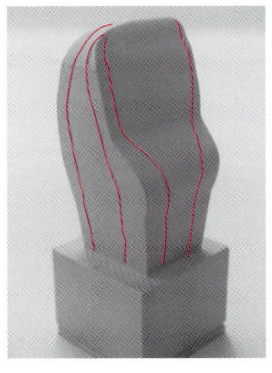

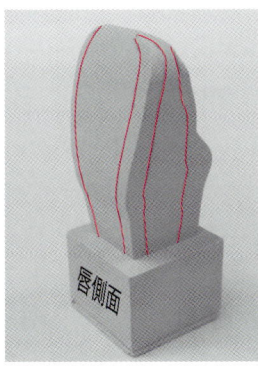

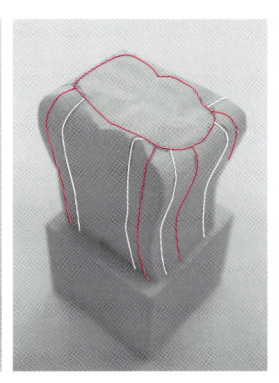

② ■，■の順番で切り出しナイフで縦に切り落とす．臼歯においては，固有咬合面の外形線より内側を削り落とさないようにする．

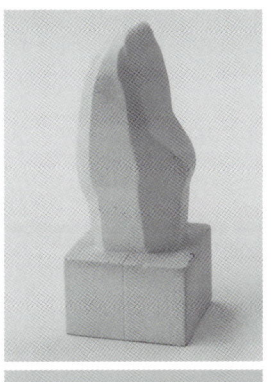

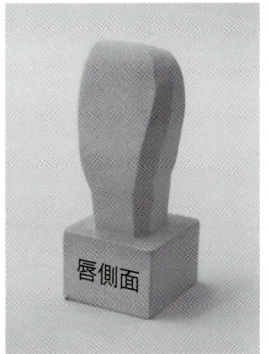

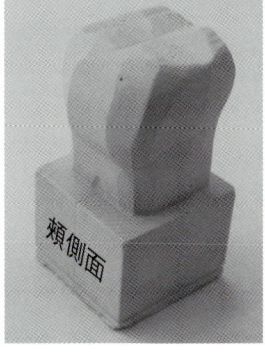

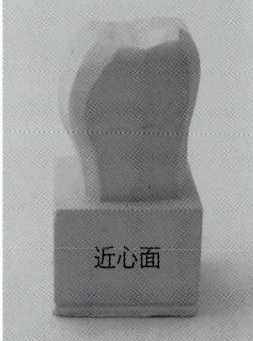

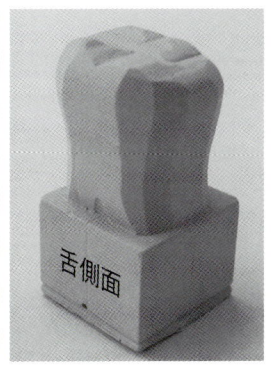

Check Point!

固有咬合面の外形線から歯根方向に外形多面体形成ラインを記入するときは，2面で削り落とす隅角もあるので，赤と青の色鉛筆を使用するとわかりやすい（右の写真では，赤鉛筆部を赤ラインに，青鉛筆部を白ラインにしてある）．

外形多面体形成ラインは，外側にカーブしている部分は豊隆部を，内側にカーブしている部分は狭窄部を示すため，石膏棒に記入する際はラインの観察が必要である．

■部，■部の彫刻は，まず■部（赤鉛筆で囲まれた部分）を彫刻した後，彫刻面に再度■部を青鉛筆で記入し，彫刻する．

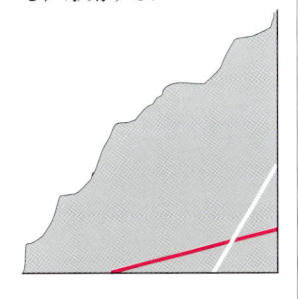

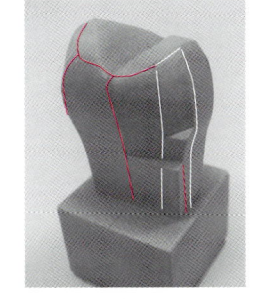

注：上の写真は，わかりやすいように■部，■部の彫刻を途中までで止めている．

Ⅳ 歯型彫刻
a 石膏の歯型彫刻

❺ 舌側面多面体（前歯部），咬合面多面体（臼歯部）の形成

＜前歯部の場合＞

舌側の辺縁隆線部の豊隆を残し，彫刻刀のスプーン状のほうを用いて舌側面窩を削っていく．

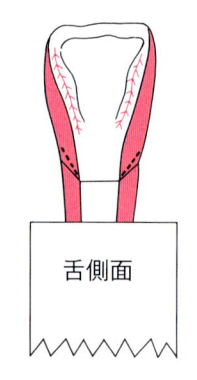

＜臼歯部の場合＞

① 頬側面溝，舌側面溝にⅤ字カットを付与する．

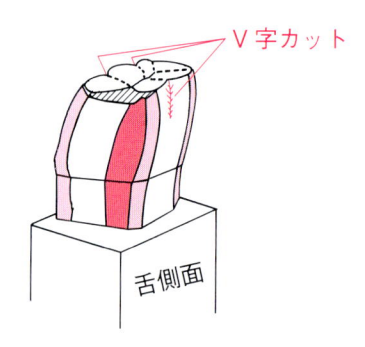

② 咬頭頂および中心咬合面隆線頂から中心溝に向かって単斜面に削っていき多面体をつくる．

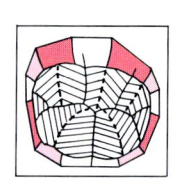

窩，溝の深さに注意する．

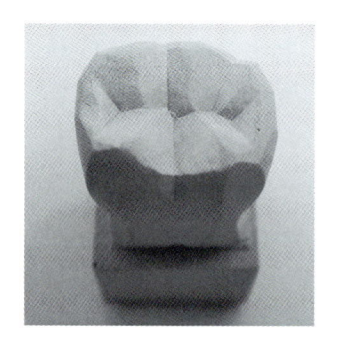

Check Point!

咬合面は多面体で残しておく．

各面の最大豊隆部は落とさないように注意する．

❻ 外形の仕上げ

面カットにより残った角を削り，順次丸みをつけていく．このとき全周の歯頸線も正確に彫刻する．

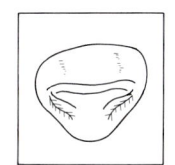

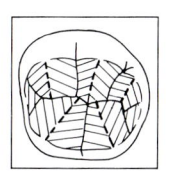

❼ 隆線，副溝の付与と細部の仕上げ

＜前歯部の場合＞

① 唇側面の唇側面溝，横溝を曲面で形成する．

② 舌側面窩を細部にわたり彫刻し，舌側辺縁隆線は丸みをもたせて全体を仕上げる．

③ 彫刻刀の刀痕や傷を細かいサンドペーパーで軽く取って全体を滑沢な面に仕上げ，必要があればタルク粉末でつや出しする．

＜臼歯部の場合＞

① 中心溝，窩，副溝を形成し，隆線を立体的に彫刻する．辺縁隆線も曲面的に彫刻し，咬合面を完成させる．

② 彫刻刀の刀痕や傷を細かいサンドペーパーで軽く取って全体を滑沢な面に仕上げ，必要があればタルク粉末でつや出しする．

最後に，各歯の特徴が再現されているか確認する．

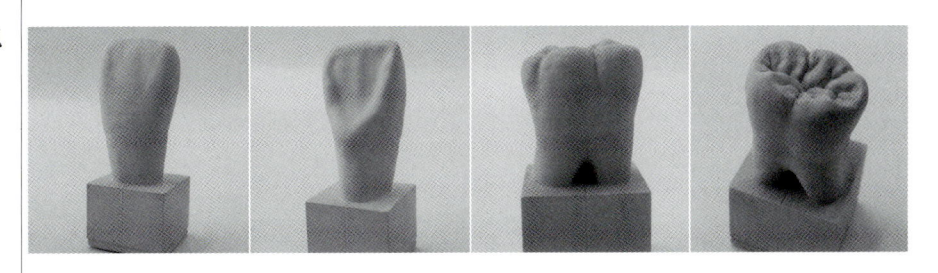

IV 歯型彫刻
a 石膏の歯型彫刻

上顎中切歯（1️⃣）

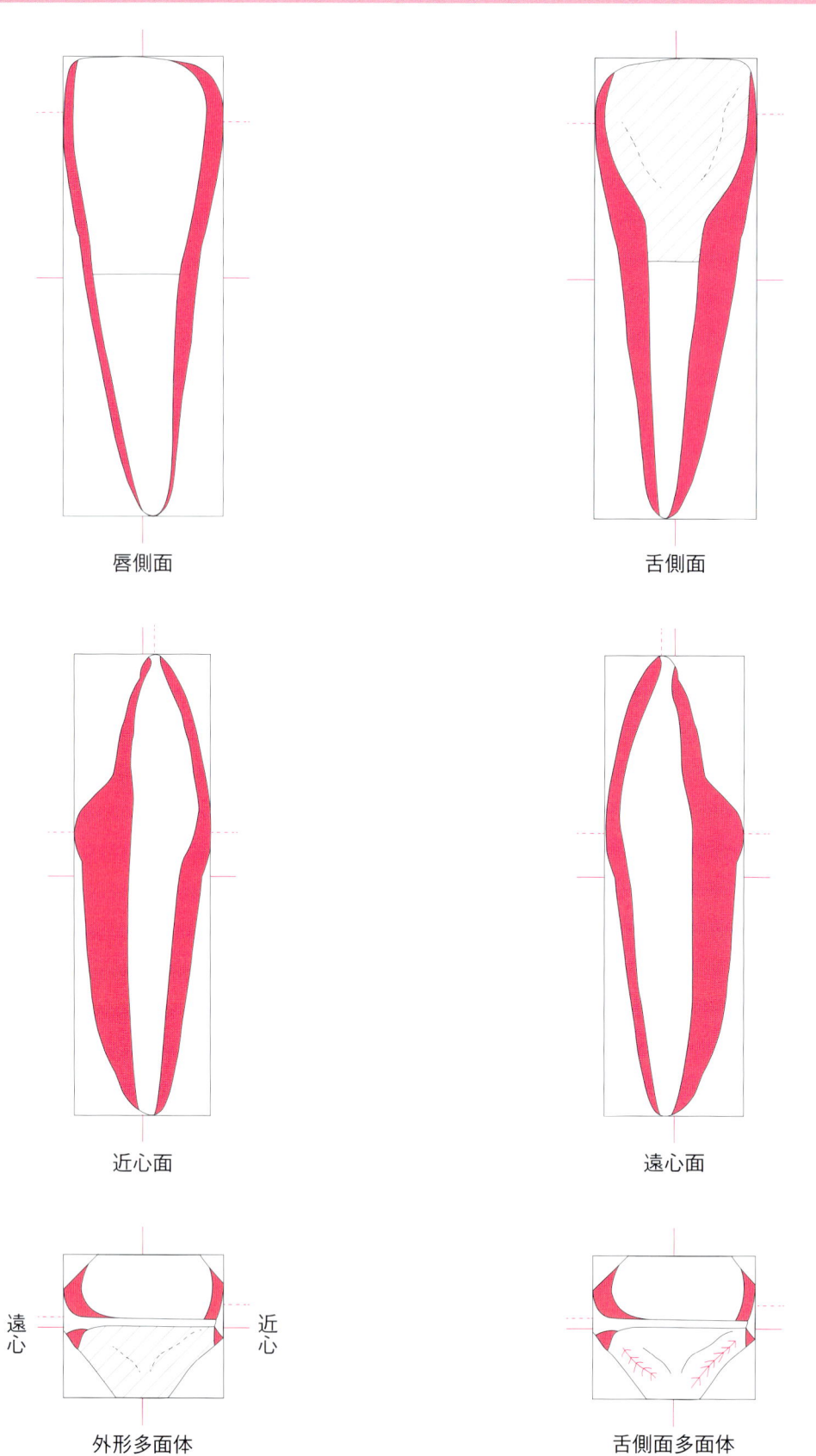

唇側面

舌側面

近心面

遠心面

外形多面体

舌側面多面体

上顎側切歯（2）

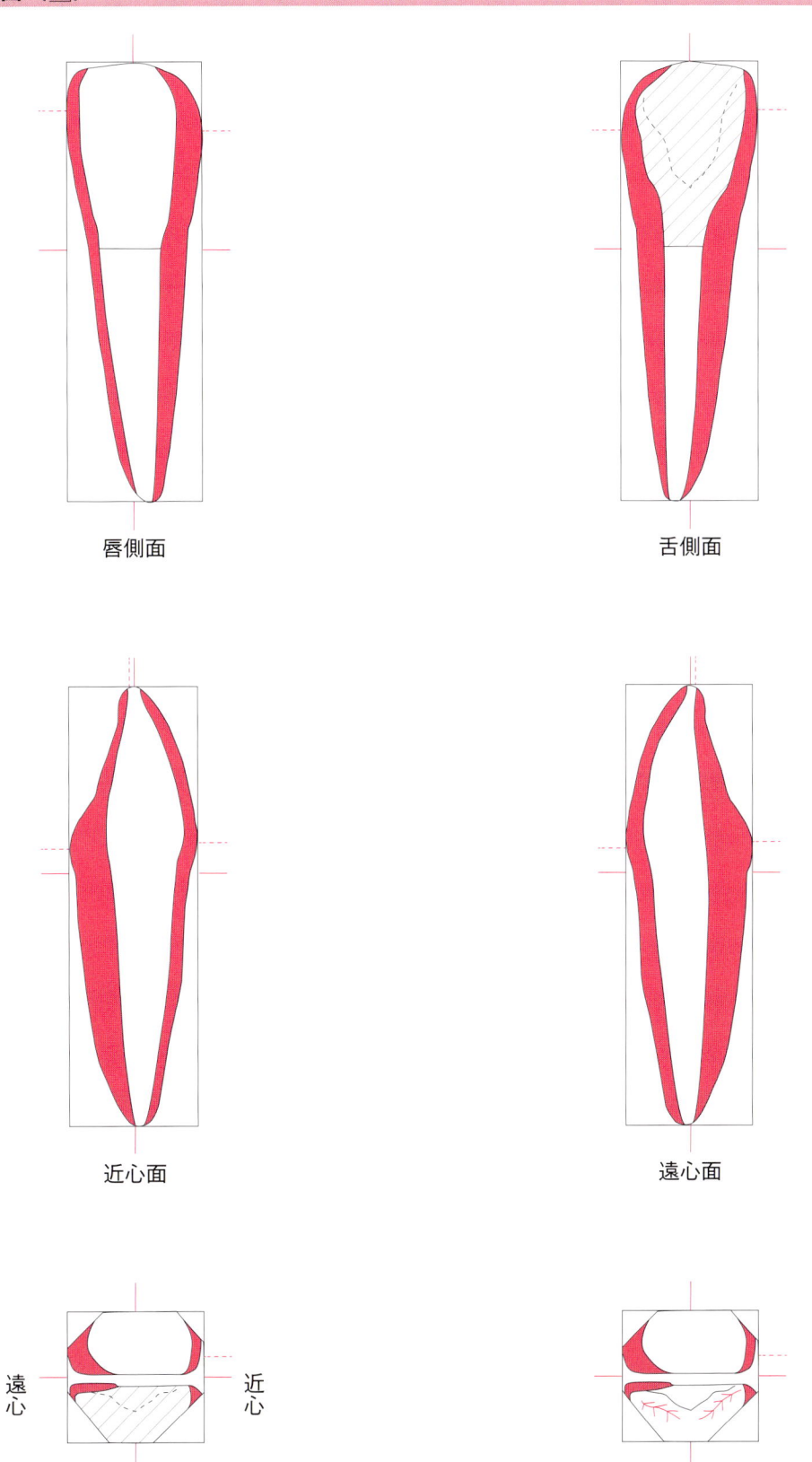

唇側面

舌側面

近心面

遠心面

遠心　近心

外形多面体

舌側面多面体

Ⅳ 歯型彫刻
a 石膏の歯型彫刻

上顎犬歯（3̲｜）

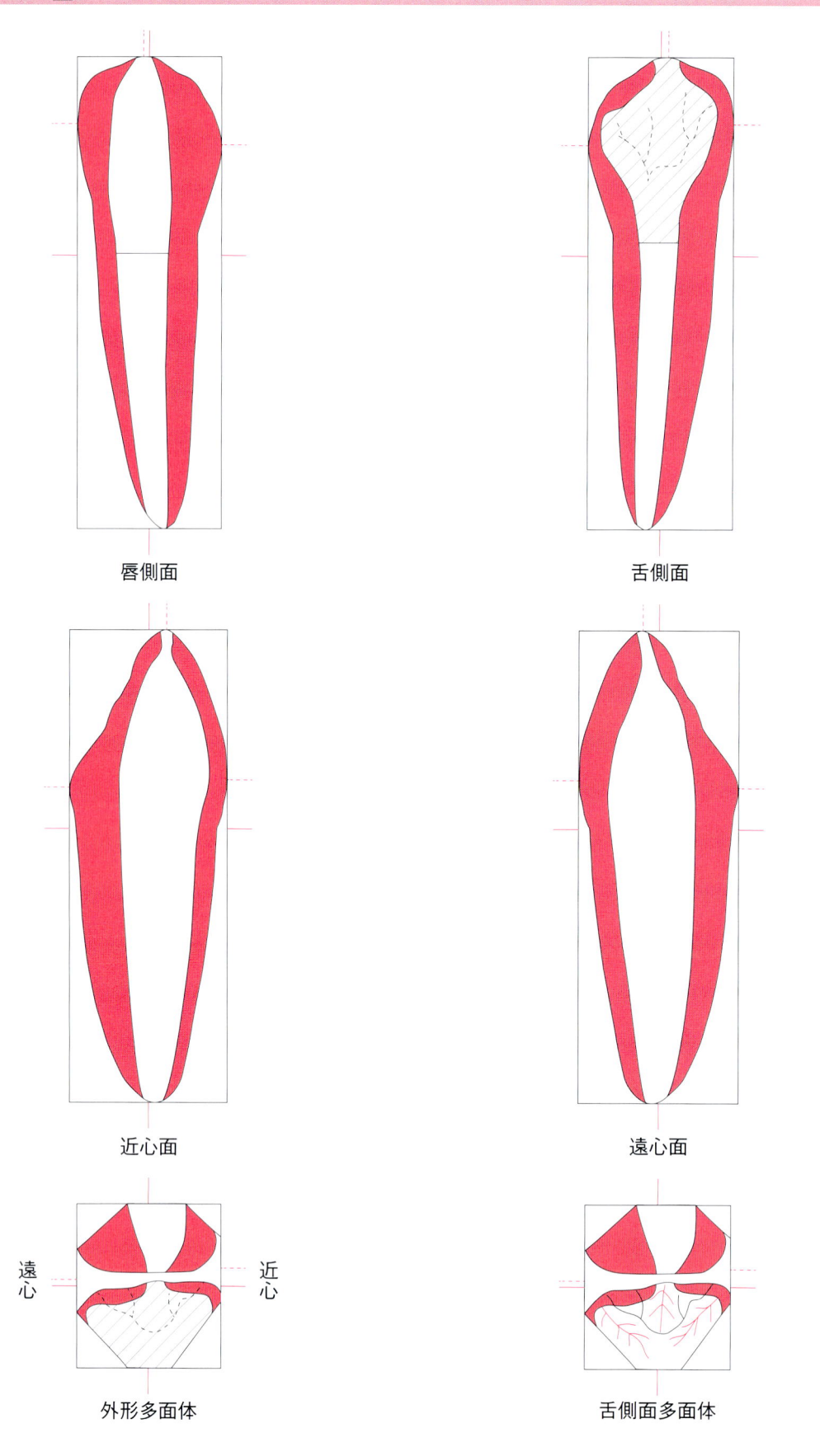

唇側面　　　　　　　舌側面

近心面　　　　　　　遠心面

遠心　近心

外形多面体　　　　　舌側面多面体

上顎第一小臼歯（4⎿）

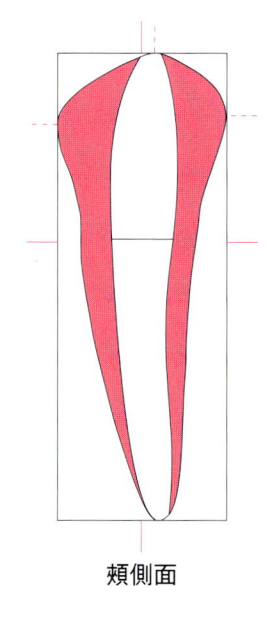

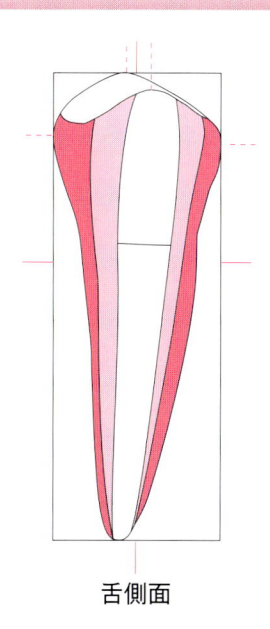

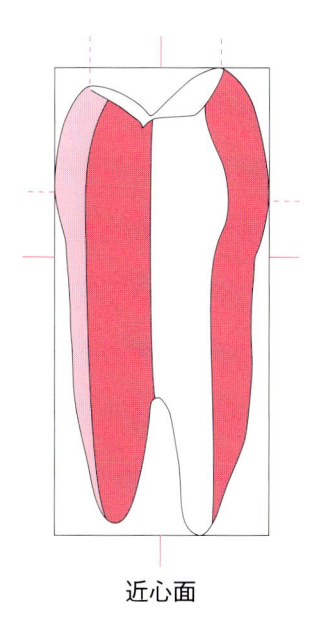

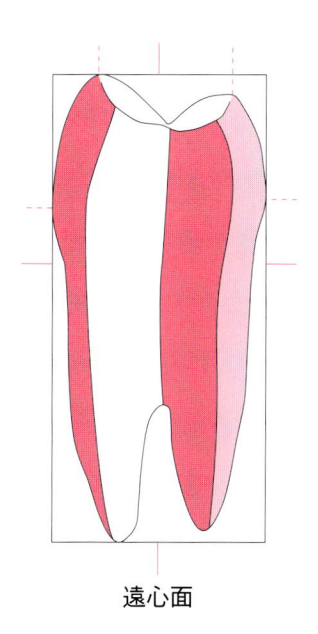

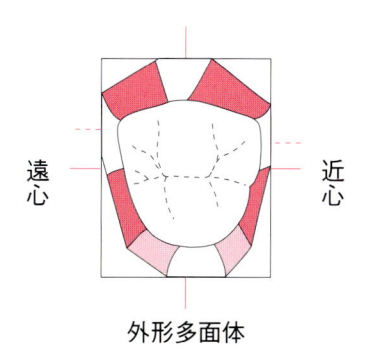

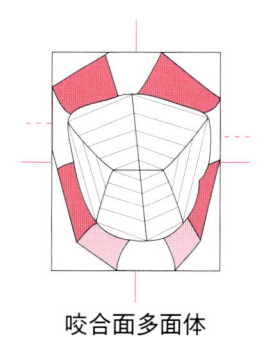

頰側面

舌側面

近心面

遠心面

遠心　近心

外形多面体

咬合面多面体

IV 歯型彫刻
a 石膏の歯型彫刻

上顎第二小臼歯（5）

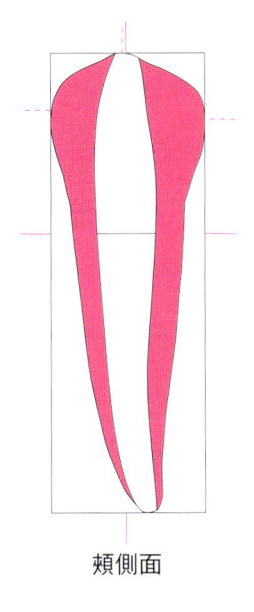

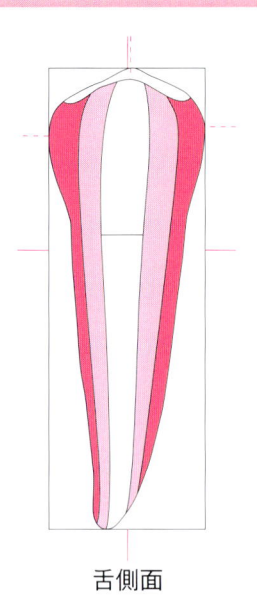

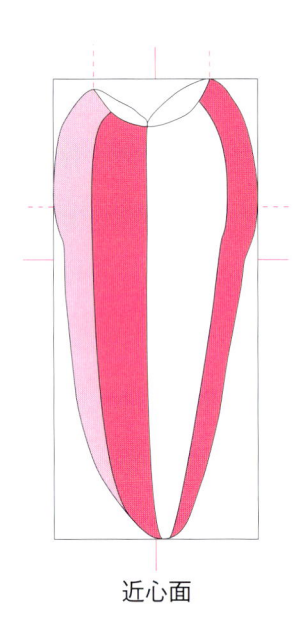

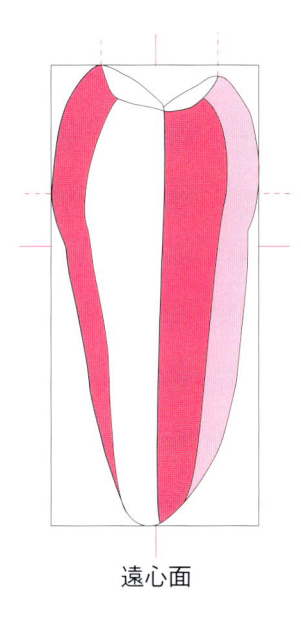

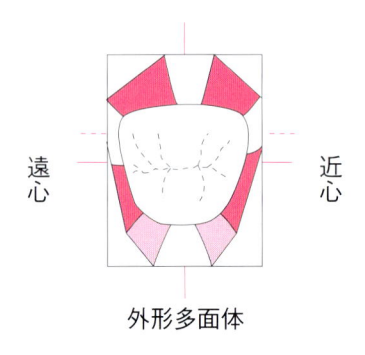

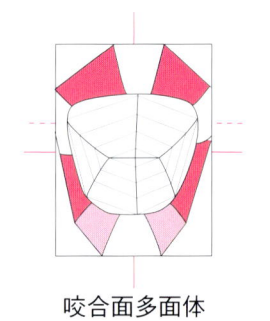

頬側面

舌側面

近心面

遠心面

遠心　近心

外形多面体

咬合面多面体

上顎第一大臼歯（6⏌）

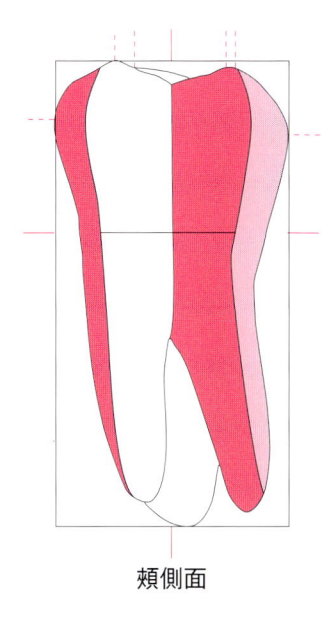

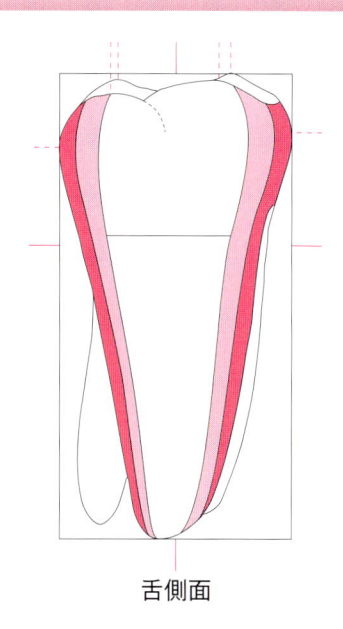

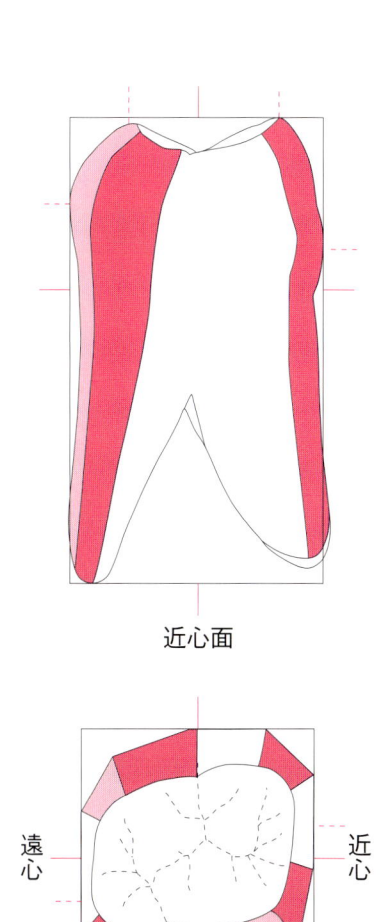

頰側面

舌側面

近心面

遠心面

遠心　近心

外形多面体

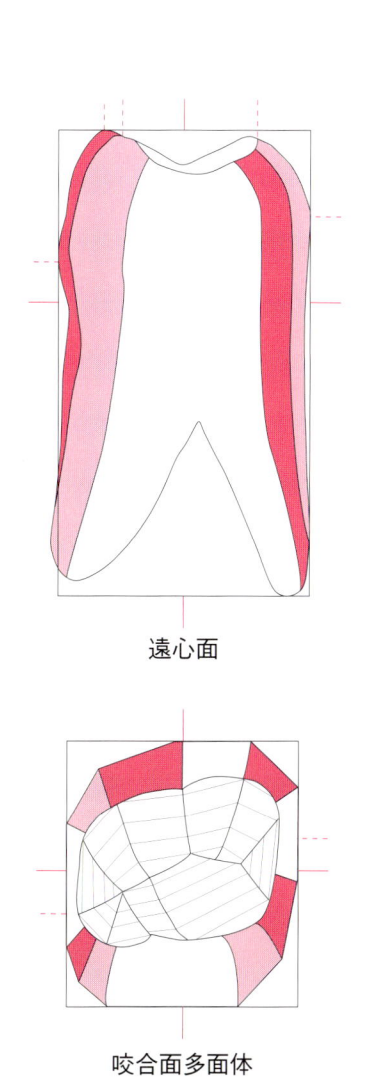

咬合面多面体

IV 歯型彫刻
a 石膏の歯型彫刻

上顎第二大臼歯（7⏌）

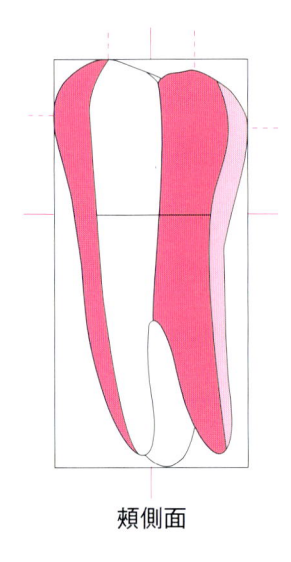

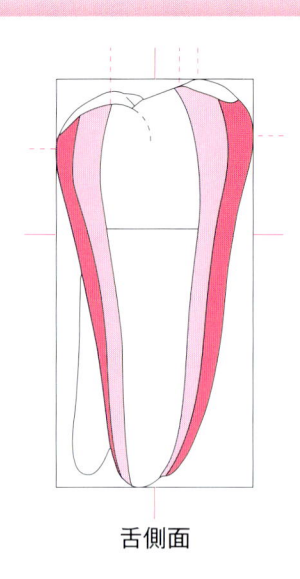

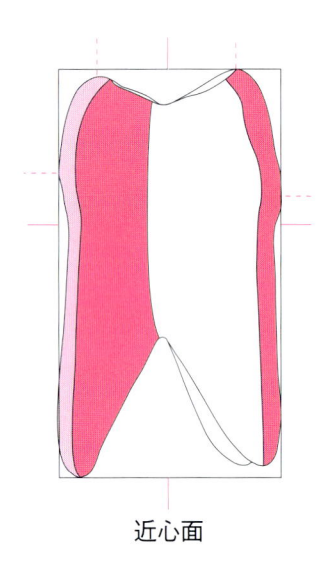

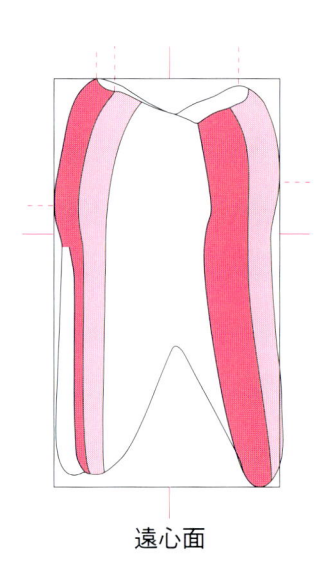

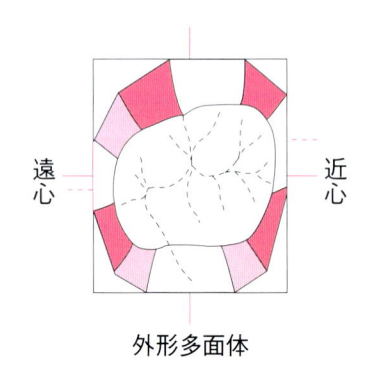

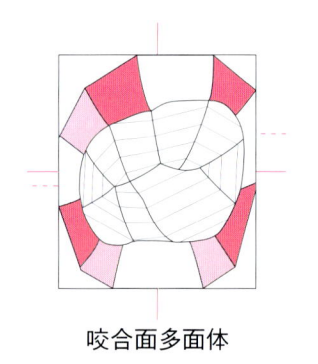

頰側面

舌側面

近心面

遠心面

遠心　近心

外形多面体

咬合面多面体

下顎中切歯（1̄）

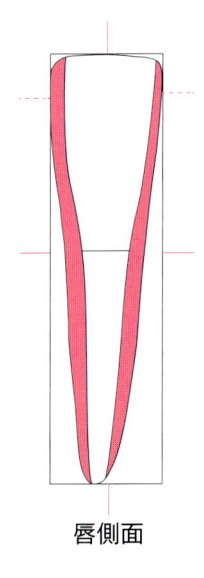

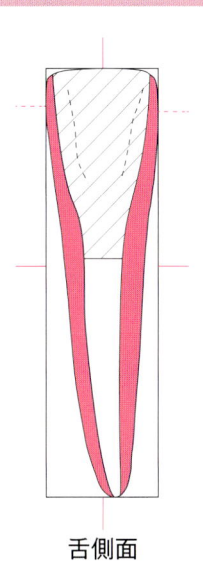

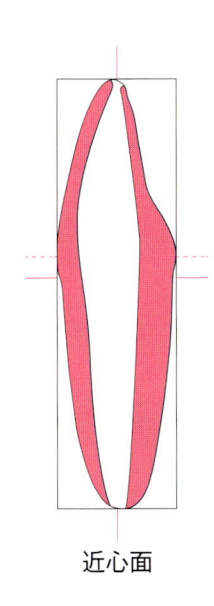

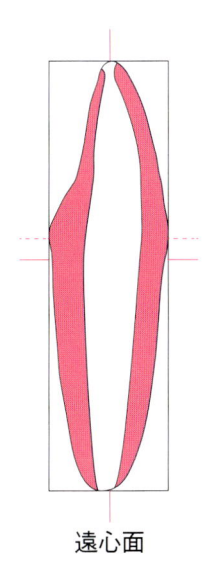

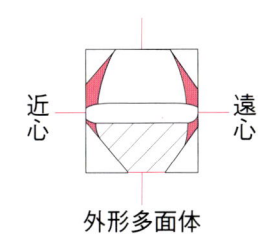

唇側面

舌側面

近心面

遠心面

近心　遠心

外形多面体

IV 歯型彫刻
a 石膏の歯型彫刻

下顎側切歯（2）

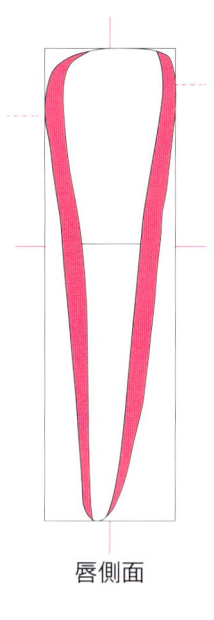

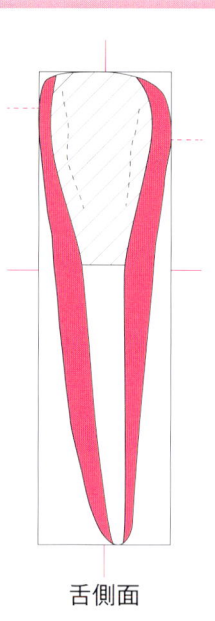

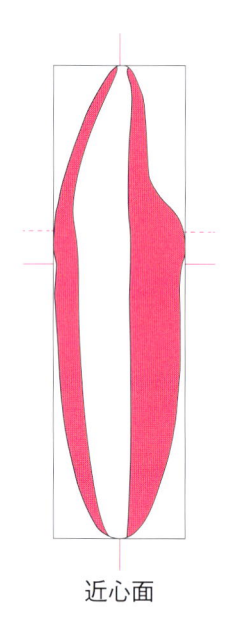

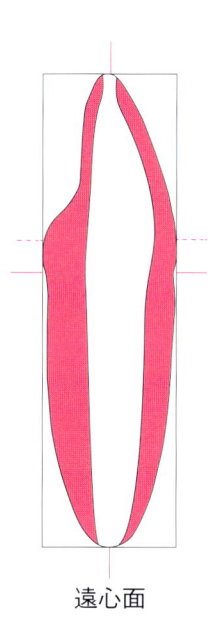

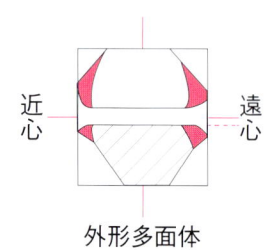

唇側面

舌側面

近心面

遠心面

近心　遠心

外形多面体

下顎犬歯（３）

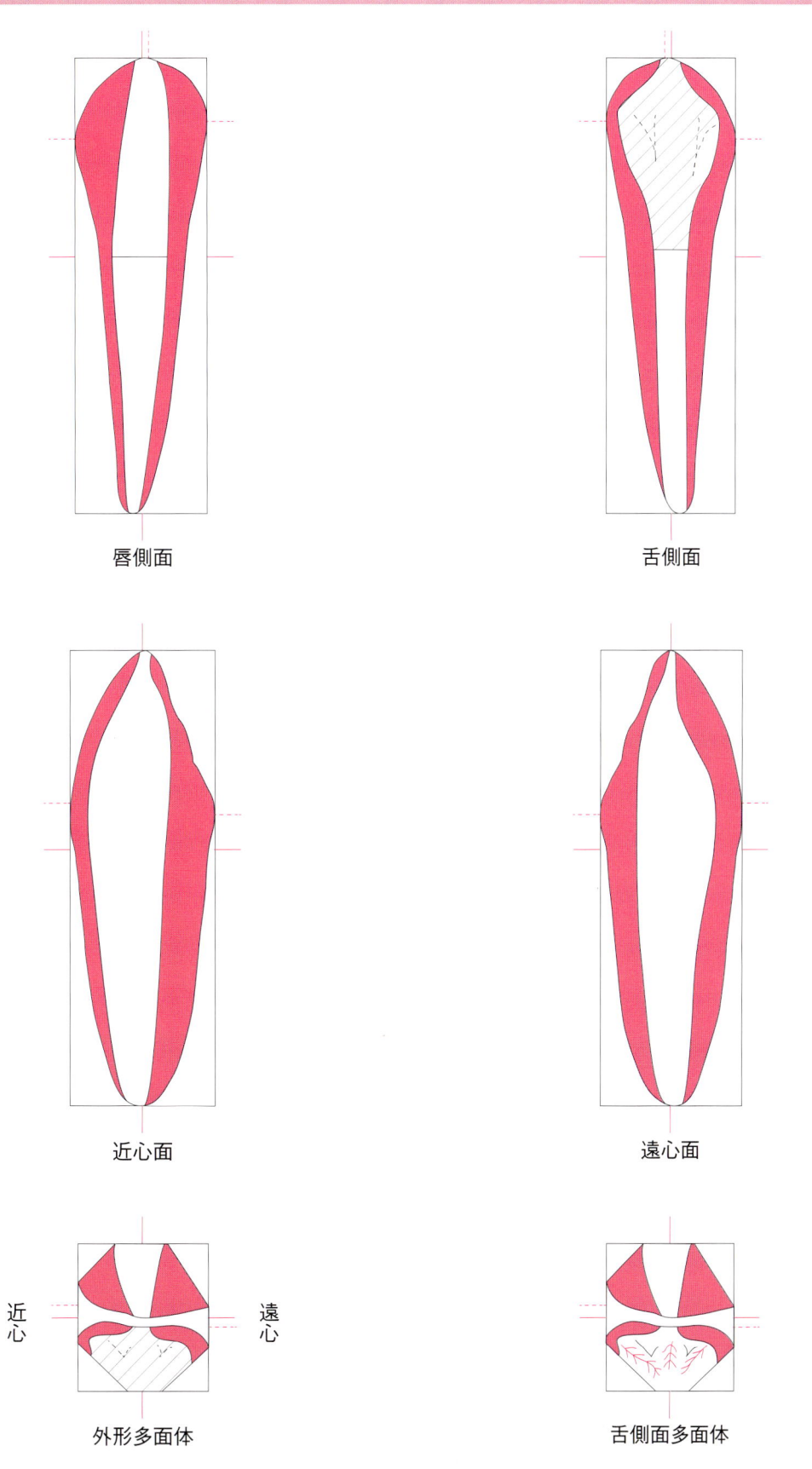

唇側面

舌側面

近心面

遠心面

近心 遠心
外形多面体

舌側面多面体

IV 歯型彫刻
a 石膏の歯型彫刻

下顎第一小臼歯（ 4̄ ）

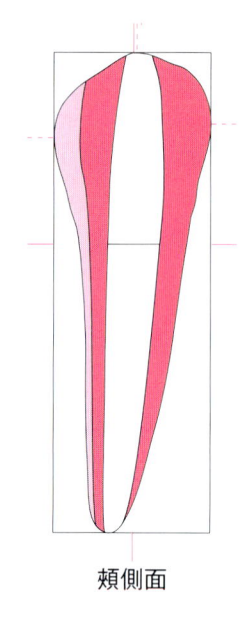

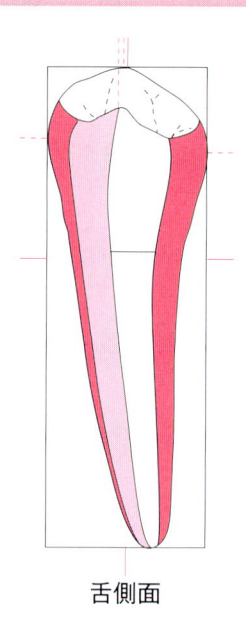

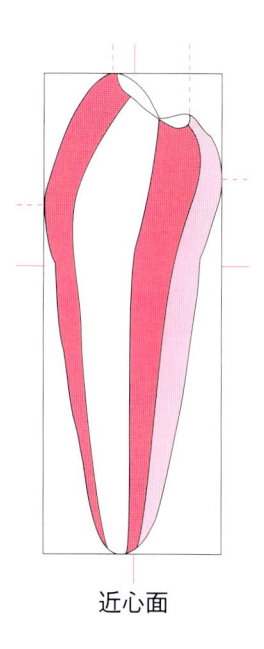

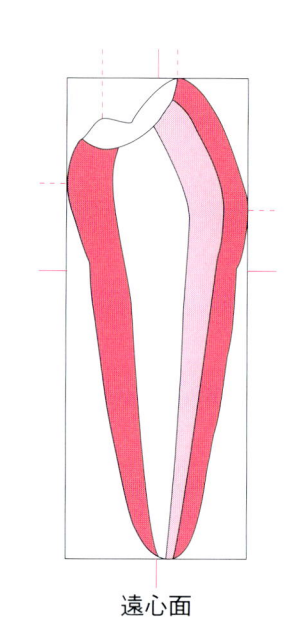

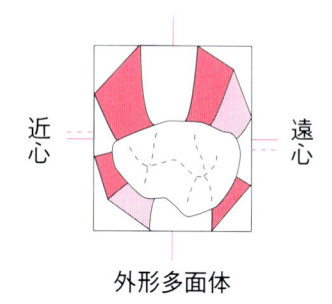

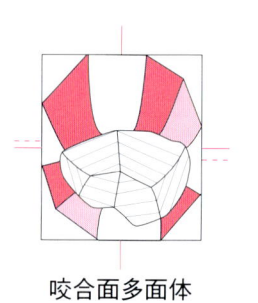

頬側面

舌側面

近心面

遠心面

近心　遠心

外形多面体

咬合面多面体

下顎第二小臼歯（5̲）

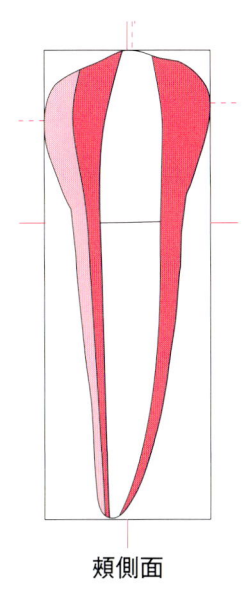

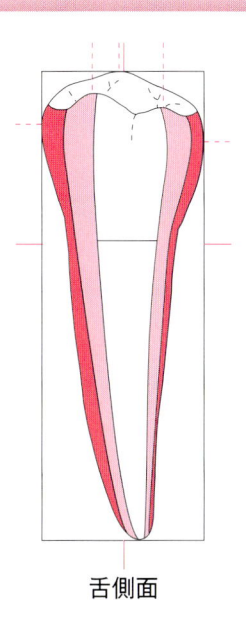

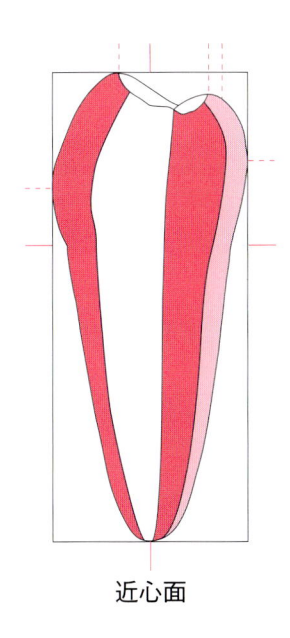

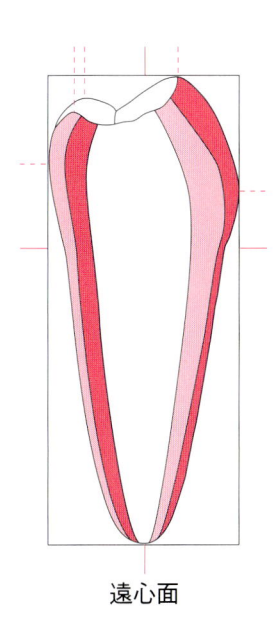

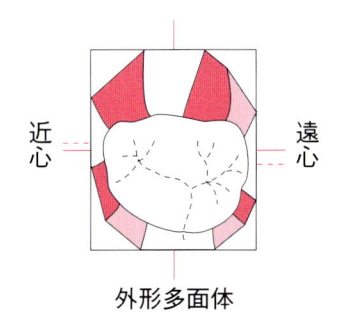

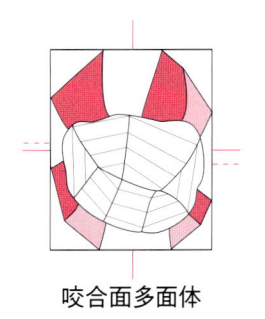

頰側面

舌側面

近心面

遠心面

近心　遠心

外形多面体

咬合面多面体

Ⅳ 歯型彫刻
a 石膏の歯型彫刻

下顎第一大臼歯（6̄）

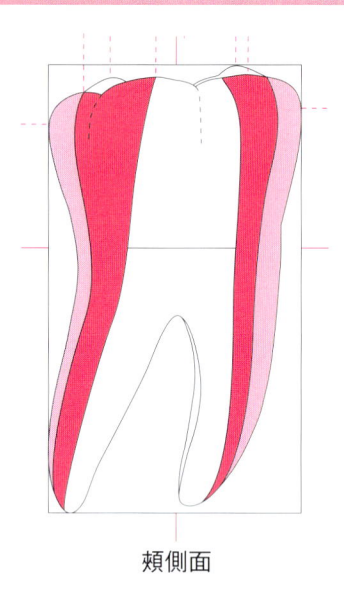

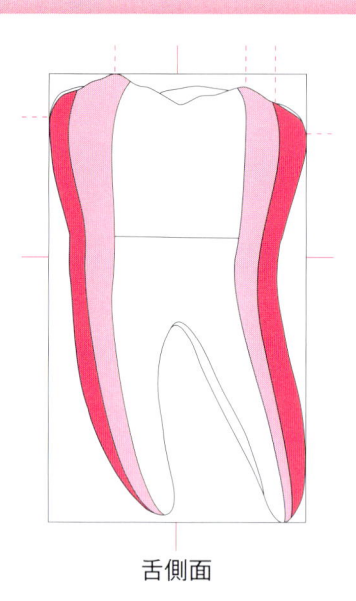

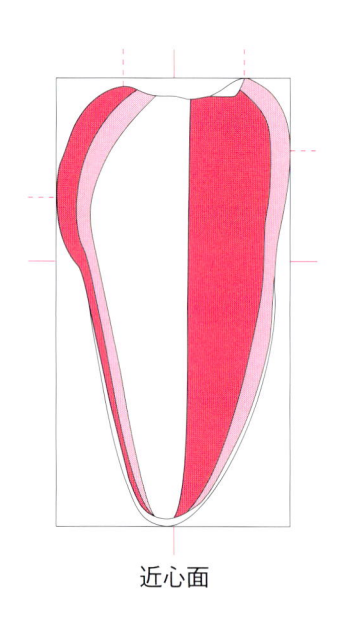

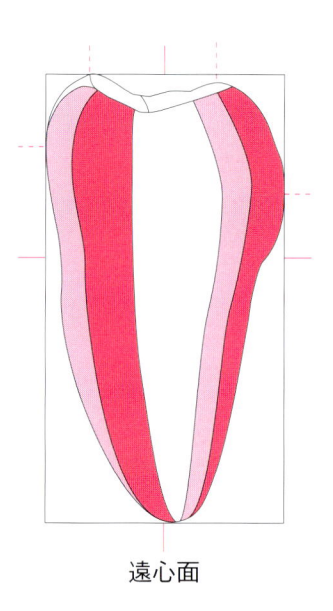

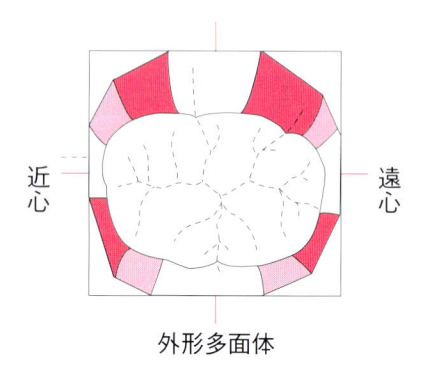

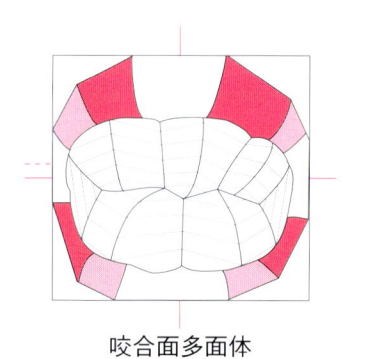

頰側面

舌側面

近心面

遠心面

近心　遠心

外形多面体

咬合面多面体

下顎第二大臼歯（7）

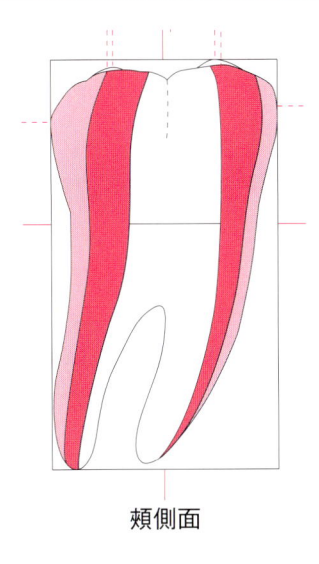

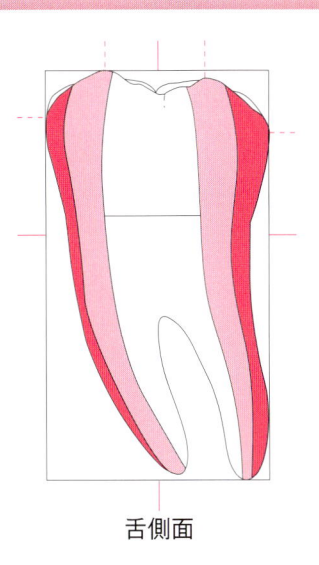

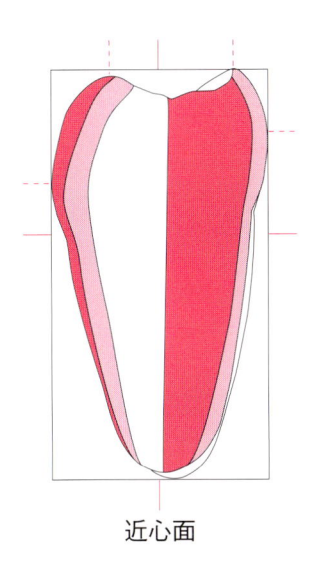

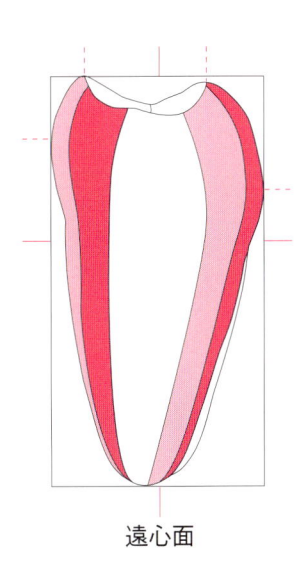

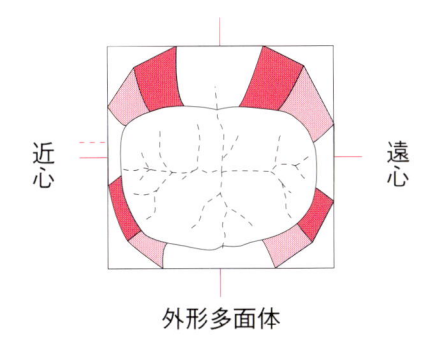

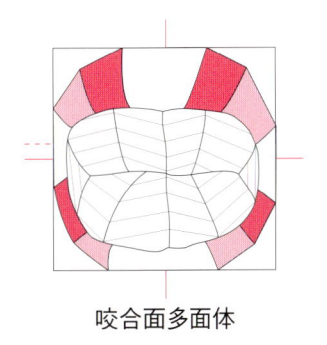

頬側面

舌側面

近心面

遠心面

近心　遠心

外形多面体

咬合面多面体

Ⅳ 歯型彫刻

b　ワックスの歯型彫刻

〔実習の概要〕

　石膏の歯型彫刻と同様であるが，それに加えてワックスの扱いとその表現に慣れることを目的とする．反復することにより形態を確実に覚える．

●使用材料
（1）歯冠色ワックス棒（15×15×100 mm）　　（2）切縁色ワックス

●使用器具
（1）ノギス　　　　　　　　　　　　　　　　（2）切り出しナイフ
（3）彫刻刀　　　　　　　　　　　　　　　　（4）ワックス形成器
（5）歯ブラシ（毛先の柔らかいもの）　　　　　（6）ブンゼンバーナー

Ⅳ 歯型彫刻
b ワックスの歯型彫刻

❶ ワックス棒の彫りだし
15×15×100 mm の歯冠色ワックス棒を，彫刻する歯の寸法（長さ，幅，厚さ）にしたがってカットする．

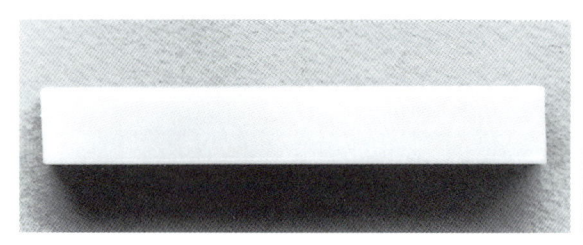

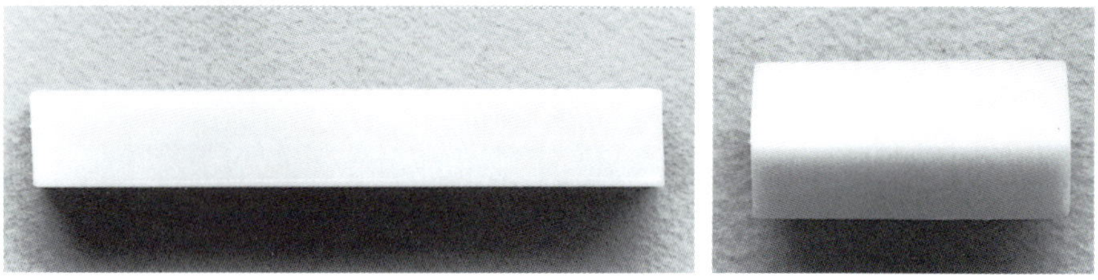

❷ 外形仕上げ
各面観図の外形どおりになるよう，余分な部分を削り取る．

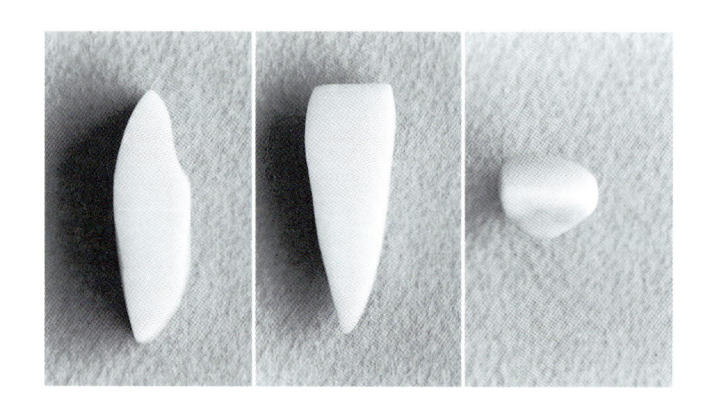

❸ 細部の仕上げ
細部の彫刻を行う．

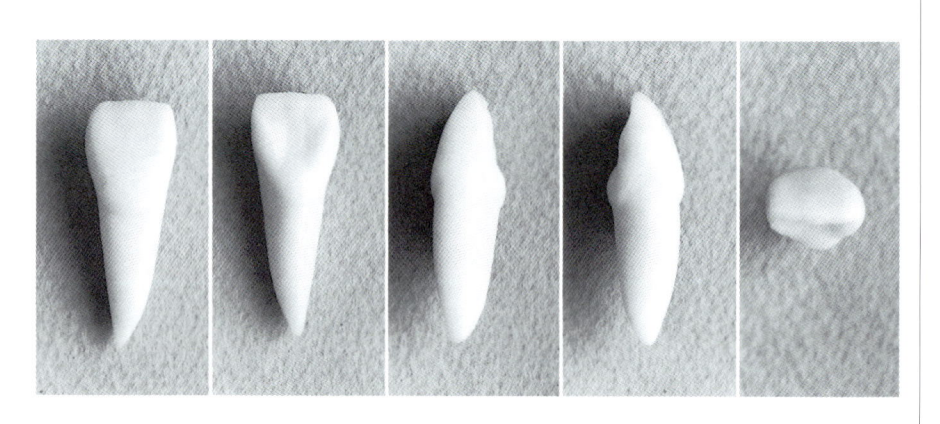

Check Point!

どの面から始めてもよいが，一つの方法として，前歯は隣接面から唇側面，切縁へ，臼歯は咬合面から隣接面，頰側面へと進む方法がある．

Check Point!

④ 歯冠部の削除

でき上がった歯冠部の外形のエナメル質にあたる部分を一部削除する．

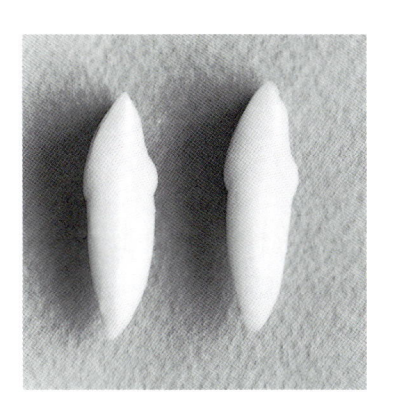

⑤ 細部の修正

削除した部分に切縁色ワックスを盛り上げ，外形を整えて仕上げる．

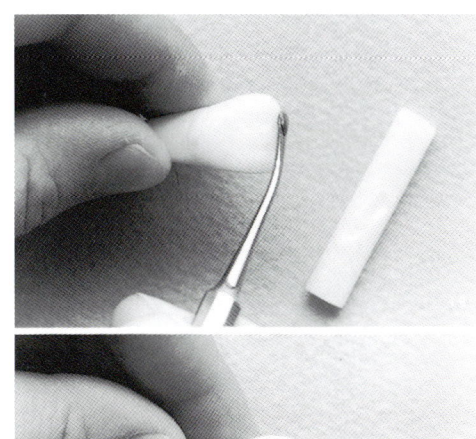

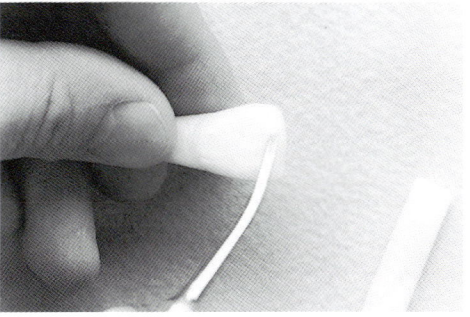

ワックス形成器は先端部にワックスがたまりやすい形のものがよい．
ワックスのもつ，築盛できるという特徴をいかしてエナメル質の形態を理解する．

参考文献

1) 藤田恒太郎ほか：歯の解剖学. 金原出版, 東京, 1974.
2) 上條雍彦：日本人永久歯の解剖学. アナトーム社, 東京, 1970.
3) R. C. Wheeler：An Atlas of Tooth Form. W. B. Saunders Co., 1966.
4) B. S. Kraus 著, 久米川正好監訳：咬合と歯の解剖. 医歯薬出版, 東京, 1973.
5) G. M. Cathey：Dental Anatomy Dentistry cn 26. University of North Carolina, 1972.
6) 尾花甚一：最新歯型彫刻―理論と実際. 医歯薬出版, 東京, 1976.
7) 全国歯科技工士教育協議会編：歯科技工士教本　歯の解剖. 医歯薬出版, 東京, 1976.
8) 全国歯科技工士教育協議会編：歯科技工士教本　歯の解剖学. 医歯薬出版, 東京, 1990.
9) 石上新一：歯科技工全書　歯牙解剖と歯型彫刻. 医歯薬出版, 東京, 1971.
10) H. C. Lundeen 著, 末次恒夫訳：咬合解剖入門. 第3版, モリタ, 1975.
11) H. A. Linek：Tooth Carving Manual. University of Southern California, 1949.
12) 全国歯科技工士教育協議会編：新歯科技工士教本　歯の解剖学. 医歯薬出版, 東京, 2007.
13) 全国歯科技工士教育協議会編：最新歯科技工士教本　口腔・顎顔面解剖学. 医歯薬出版, 東京, 2016.

歯の解剖　歯のデッサンと歯型彫刻
歯科技工学実習トレーニング
ISBN 978-4-263-43345-4

2011年4月1日　第1版第1刷発行
2023年1月20日　第1版第8刷発行

編　者　関西北陸地区歯科
　　　　技工士学校連絡協議会

発行者　白　石　泰　夫

発行所　医歯薬出版株式会社
〒113-8612　東京都文京区本駒込1-7-10
TEL.（03）5395－7638（編集）・7630（販売）
FAX.（03）5395－7639（編集）・7633（販売）
https://www.ishiyaku.co.jp/
郵便振替番号 00190-5-13816

乱丁，落丁の際はお取り替えいたします．　　　　印刷・永和印刷／製本・皆川製本所
© Ishiyaku Publishers, Inc., 2011. Printed in Japan

本書の複製権・翻訳権・翻案権・上映権・譲渡権・貸与権・公衆送信権（送信可能化権を含む）・口述権は，医歯薬出版（株）が保有します．

本書を無断で複製する行為（コピー，スキャン，デジタルデータ化など）は，「私的使用のための複製」などの著作権法上の限られた例外を除き禁じられています．また私的使用に該当する場合であっても，請負業者等の第三者に依頼し上記の行為を行うことは違法となります．

[JCOPY]＜出版者著作権管理機構　委託出版物＞

本書をコピーやスキャン等により複製される場合は，そのつど事前に出版者著作権管理機構（電話03-5244-5088，FAX 03-5244-5089，e-mail:info@jcopy.or.jp）の許諾を得てください．